누우면 죽고
걸으면 산다 4

누우면 죽고 걸으면 산다 4

화타 김영길 지음

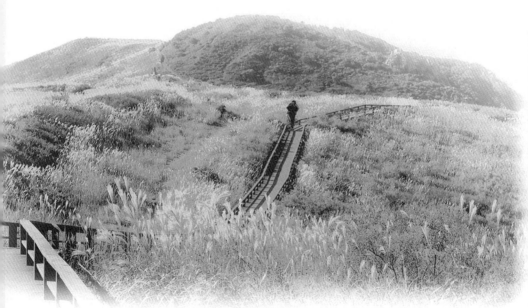

도서
출판 **사람과사람**

제4권을 펴내면서

대부분의 불치병, 난치병 환자들은 수없이 많은 길을 만나면서 방황한다. 친지나 지인들로부터 비방이나 귀신처럼 잘 고친다는 곳이 있다는 이야기를 듣기 때문이다. 그동안 남의 일처럼 여기다가 막상 자신에게 닥치고 보니 마음이 약해지고 귀가 솔깃해질 수밖에 없다. 늪에 빠진 것 같다고나 할까. 이곳저곳 기웃거릴수록 늪 속으로 점점 더 깊이 들어간다.

많은 길이 있으면 가장 단순한 길이 진리라는 말이 있다. 이른바 '오컴의 면도날*Occam's Razo*'이다.

불치병, 난치병 해법도 단순하다. 거친 음식과 거친 생활을 하면서 면역력을 높이면 된다. 면역력을 높이려면 어떻게 해야 할까.

우리 몸에는 두 개의 큰 순환계, 즉 혈액 순환계와 림프계가 있다. 이 중에서 림프계가 면역력을 높이는 주역이다. 림프계를 활성화시키면 된다.

면역력은 정신력, 체력, 살아온 환경의 복합체다. 그리고 불행과 고통의 산물이다. 비바람, 눈, 비를 맞으며 역경 속에서 생기는 것이다. 실제로 흙속에서 뒹구는 척박한 환경의 아프리카 아이들이 좋은 환경에서 의료 혜택을 받으며 자란 유럽의 아이들보다 면역력이 크다는 통계가 있다.

그동안 나를 찾아온 환자들도 비슷하다. 불행의 고통을 겪지 못한 지식, 권력, 재력, 명예, 인기 소유자들은 대체로 치료가 어려웠다. 우아하고 고상하게 살아온 그들은 병원 치료를 받으며 몸에 해로운 짓만 골라 하다가 구질구질하고 너덜너덜하게 죽는다. 면역력이 없거나 정신이 약하기 때문이다. 반대로 평소 크고 작은 시련을 겪으면서 뼈 빠지게 고생한 사람들은 호락호락 죽지 않는다. 비바람과 눈보라를 겪으며 자라는 잡초처럼 끈질기다.

환자는 어떻게 해야 자신의 면역력을 높일 수 있는지를 잘 살펴야 한다. 사람마다 얼굴 생김새가 다르듯, 환경이나 체질, 감성이 다르다. 산삼을 먹고 기사회생하는 사람이 있는가 하면 중풍으로 쓰러지는 사람도 있다. 남이 치료를 받는 걸 따라 하다가 죽는 수도 있다.

환자에게 필요한 것은 밥을 잘 먹고 잘 걷고 잠을 잘 자는 것이다. 밥을 잘 먹어야 기운이 생기고, 잘 걸어야 기운 순환이 되고, 잘 자야 건강이 좋아진다. 건강이 좋아져야 면역력이 생기고 병을 무찌를 수 있다.

여기, 거친 음식과 거친 생활, 그리고 림프계를 활성화시켜 불치병, 난치병을 이겨 낸 사람들이 있다. 그들의 이야기 속으로 함께 들어가 보자.

'숨을 쉬는 한, 희망이 있다*Dum spiro spero*'는 말이 있다. 로마시대의 철학자 키케로가 한 말이다.

질병의 고통 앞에서 당당할 수 있는 사람은 이 세상 어디에도 없다. 단 한 명도 없다. 그러나 아무리 고통이 심해도 숨을 쉬고 있는 한, 환자에게는 희망이 있다.

인간은 과학과 예술과 종교의 집합체다. 불치병은 과학적인 설명만으로, 예술적인 감동만으로, 종교적인 믿음만으로 해결되는 게 아니다. 이 세 가지가 서로 조화를 이룰 때 기적이 다가온다.

자신의 병을 최후의 상태로 보는지, 희망이 있다고 믿는지는 환자 본인이 선택할 사항이다.

이 책에는 죽을병에 걸렸지만 목숨이 붙어 있는 한, 희망이 있다는 믿음을 갖고 열심히 노력해서 기적의 역사, 새로운 삶을 찾은 사람들의 이야기가 실려 있다.

차 례

1 아무리 죽을병에 걸려도 죽는 날까지 일하는 사람들

2 면역력을 높이려면

3 과한 것은 모자람만 못하다

4 걸어야 사는 이유

5 최고의 건강은 잘 먹고 잘 걷고 잘 자는 것

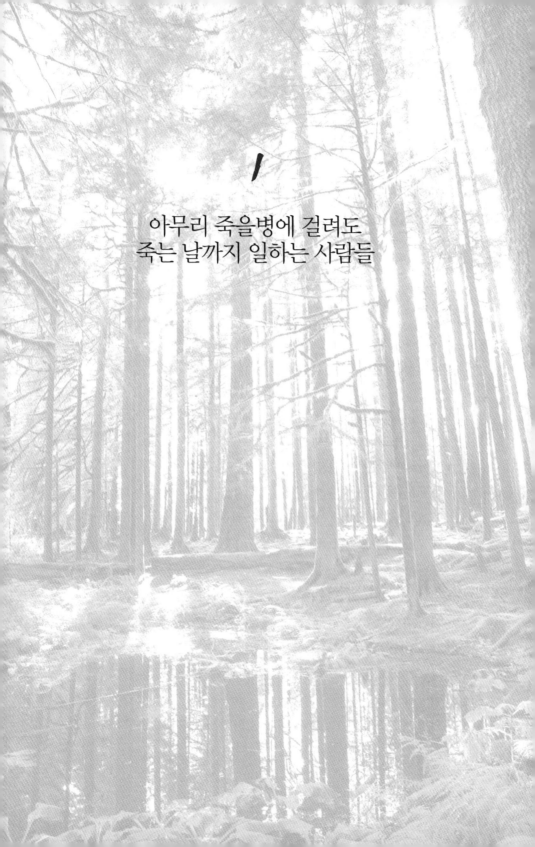

1

아무리 죽을병에 걸려도
죽는 날까지 일하는 사람들

위파사나 호흡으로 이겨 낸 시한부 인생

시한부 인생을 가져온 생활

"먹고 싶은 것 먹고, 하고 싶은 것 하고 편안하게 지내세요."

의사는 담담하게 말했지만, 결국 얼마 안 있으면 죽을 테니 아무렇게나 지내라는 말이었다.

"당신이 먼저 죽을지, 내가 먼저 죽을지… 해마다 찾아와서 지켜보겠소. 내가 이렇게 밥 잘 먹고 술 잘 마시고 잘 움직이고 잘 자는데, 그렇게 호락호락 죽을 것 같소?"

간암 말기로 생존 기간이 6개월 정도 남았다고 진단한 의사에게 이렇게 이야기했다면, 여러분은 우선 분노에 찬 넋두리라고 생각할지 모른다.

누구나 암이란 진단을 받으면 머릿속이 하얘지며 진공 상태가 된다. 그리고 커다란 증오심이 해일처럼 밀려오게 마련이다. 김 사장이 이렇게 호기 어린 독설을 퍼부을 수 있었던 자신감은 어디서 나온 것일까. 친구의 동생인 그는 내게 당시의 심정을 담담하게 말했다.

"과학적으로 평균치가 6개월이라면 한 달 사는 사람, 두 달 사는 사람, 반년 사는 사람, 일 년 사는 사람, 10년 사는 사람, 20년 사는 사람들의 평균값이 6개월 아닌가 생각했죠. 그 말인즉, 한 달이나 두 달을 살 수도 있지만 10년이나 20년도 살 수 있다는 말이 될 수 있다고 봤습니다. 그래서 이제부터는 20년을, 아니 30년을 사는 쪽으로 나가자고 마음을 정하니까 무겁던 몸이 가벼워지고 머릿속에도 시원한 바람이 불어오는 것 같았어요. 곧장 병원으로 되돌아가서 의사에게 이야기했죠. 물론 의사가 친구의 동생이었으니까 그런 말을 할 수 있었던 겁니다."

스포츠 의학을 전공한 60대의 김 사장은 스포츠의료기 공장을 세워 성공한 기업인이다. 성공하기 위해 엄청난 노력을 했는데 주위에서는 그의 건강에 대해 염려를 많이 했다.

'저렇게 일을 많이 하고, 심하게 운동하고, 그렇게 많은 술을 매일 마시다가는 큰일 나지.'

스포츠와 의학에 전문 지식이 많다고 자부한 김 사장은 남의 의견에 조금도 귀를 기울이지 않았다. 젊었을 때 역도 선수로 활동했던 그는 60대가 넘도록 무거운 바벨을 든다든가, 무거운 짐을 지고 북한산을 뛰어 오르는 따위의 힘든 운동만을 운동이라 여겼다. 평소에도 "천천히 걷는 것은 고희가 지난 할머니나 하는 거야"라고 말하곤 했다. 또래나 젊은이들을 만나면 팔뚝 근육을 내보이며 팔씨름을 청했다. 또 아무리 술을 마셔도 다음날 새벽에는 반드시 일어나 헬스클럽에 가서 한 시간가량 운동을 했다.

술도 남보다 많이 마시고 고기도 남보다 많이 먹었다. 건강에 관한 지식은 전문가보다 백 배 많았다. 하지만 팔만대장경을 백 번 읽은 스님, 성경을 1000번 이상 읽은 목사가 계집질을 하고 술을 마신다면 무슨 소용이 있겠는가. 일찍이 간에 치명상이 오리라는 주위의 경고를 무시하고 독선적으로 몸 관리를 하다가 돌이키기 힘든 치명타를 맞은 것이다.

그의 격한 운동은 젖산을 많이 발생시켰고 이는 암세포의 좋은 먹이가 되었다. 젖산 호흡을 하는 암세포에게 젖산 공급을 많이 해서 암세포 증식을 도와준 셈이다. 술은 적정량을 마시면 장수의 비결이라고 하지만 미국 식품의약국은 암 발생의 대표적인 물질로 술을 꼽고 있다.

식생활 또한 술에 뒤지지 않는 발암 식사였다. 그는 술을 마실 때면 1차로 꼭 화로 삼겹살에 폭탄주를 마셨다. 화롯불에 굽는 삼겹살은 담배 60개비를 물고 있는 것과 같다는 임상 보고가 있다. 철저히 암이 생기고 암이 잘 자랄 수 있게 먹고, 암에 걸리기 알맞은 운동을 한 그가 암으로 죽지 않은 것만도 기적이라고 할 수 있다.

그가 나를 찾아왔다. 나는 암 치료에 대한 자연요법을 이야기하면서 우리 인체에 있는 두 개의 순환계에 대해 설명해 주었다.

첫째가 혈액 순환계다. 올바른 식사를 해야 혈액이 깨끗해진다. 두

편백나무에서는 피톤치드가 많이 발생한다.

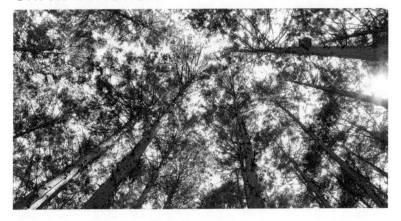

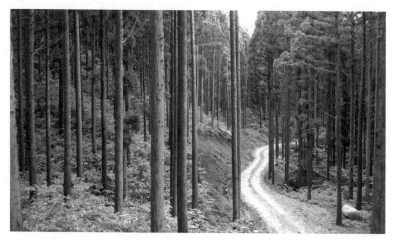

장성 축령산의 편백나무 숲길.

번째 순환계는 림프계다. 이 림프계는 면역력과 백혈구를 관장하므로 림프계가 활성화되어야 면역력이 커진다.

시한부 인생을 물리친 생활

나는 간, 신장에 도움이 되는 약재를 소개하고 공진단 추출물로 만든 가열순환제를 림프절에 바르게 했다. 그리고 좋은 공기가 필요하다는 점에서, 피톤치드가 많이 발생하는 편백나무 숲에서 생활할 것을 권했다.

그는 필요한 약재를 싸 들고 장성 축령산의 편백나무 숲을 찾아 '30년 살기 프로젝트'를 시작했다.

우선 바른 숨쉬기를 했다. 구슬이 서 말이라도 꿰어야 보배다. 아무리 공기가 좋아도 바르게 숨을 안 쉬면 소용없다. 위파사나 호흡을 했다. 여기서 '위'는 인간 존재의 특성인 무아無我, 즉 내가 없음이고 '파사나'는 통찰을 말한다.

고통과 번민은 나를 의식하는데 있다. 그리고 모든 불행은 나를 남과 비교하는데 있다. 내가 없으면 불행도 없는 법이다. 위파사나 호흡이야말로 바로 나를 없애는 수련이다. 호흡에 집중하는 순간에 번뇌는 사라진다. 고통스런 행위를 통한 수행인 간화선看話禪과 달리 위파사나는 생활 속에서 호흡을 통해 이루는 수행이다.

그는 하루도 거르지 않고 천천히 출장식 호흡을 하며 편백나무 숲을 걸었다. 처음에는 머릿속에서 번뇌와 망상이 떠나지를 않았지만 한 달쯤 지나자 위파사나를 조금 이해할 수 있었다.

식사는 철저한 저염식低鹽食, 저당식低糖食, 유기농 채소, 산나물 위주로 하고 수시로 곤드레 밥을 지어 먹었다. 곤드레 밥에는 흰 강낭콩, 통귀리, 유기농 통밀, 현미, 마, 연근 따위도 함께 넣었다. 이 재료들은 유익한 대장 미생물을 활성화시키는 대표적인 저항성 탄수화물이다.

평소 지니고 다니던 2개의 휴대 전화는 다 버렸다. 자동차도 없앴다. 일주일에 딱 두 번, 집과 회사에 전화를 했다. 그가 없어도 회사는 별 탈 없이 굴러가고 가정도 별 일 없었다.

사실 병을 치료한다는 사람이 회사나 가정을 걱정하는 건 쓸데없는 짓이다. 오스트리아의 유명한 산악인 하인리히 하러가 낯선 땅 히말라야에서 겪었던 모든 일을 기록한 책 《티베트에서의 7년》을 보면 13세의 어린 달라이 라마가 하러에게 말했다.

"우리 티베트 속담에 이런 말이 있지요. '될 일은 걱정할 필요가 없고 안 될 일은 걱정해 봤자 소용없다'는 말입니다."

그는 인근 마을에서 작은 방 하나를 얻어 혼자 생활하면서 직접 밥을 짓고 빨래를 하고 청소를 했다. 육십 평생, 남이 해 주는 밥을 먹고 빨래는커녕 청소 한번 안 하던 사람에게는 상전桑田이 벽해碧海가

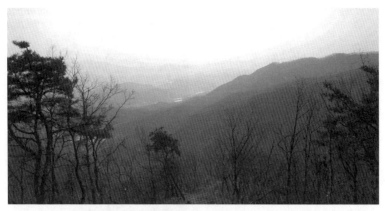

전라남도 장성군의 북서쪽에 있는 축령산(해발 454m). 편백나무의 산림욕장으로 유명하다.

된 생활이었다.

그의 수첩에는 2500명이 넘는 지인의 명단이 있었다. 골프나 사업, 술, 카지노 친구이거나 회사와 관련된 공무원들의 이름이다. 골방에서 밥 짓고 빨래하고 청소하고 산길을 걷다 보니 그 많은 친구들이 자기를 말기 암 환자로 만든 공범이었다는 생각을 지울 수가 없었다.

진정한 자유인

혼자 있어도 외롭지 않고 스스로 먹을 것, 입을 것을 해결할 때, 사람들은 그를 '자유인'이라고 한다. 성철 스님 같은 고승은 수많은 제자와 추종자가 있어도 혼자서 밥을 짓고 빨래를 하고 옷을 기워 입었다. 2013년 3월에 즉위한 프란치스코 교황도 작은 아파트에서 아침밥을 혼자 지어 먹고 버스를 타고 교황의 자리로 갔다. 큰 집, 큰 자동차 따위는 열등감 많은 인간이 물건으로 자신의 취약점을 위장하는 불쌍한 짓이다.

김 사장은 진정한 자유를 얻고 차근차근 건강을 만들어 갔다. 주변

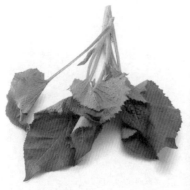
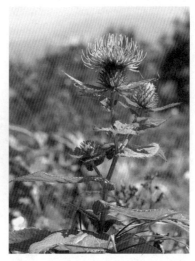

곤드레 나물이라고도 하는 고려엉겅퀴의 보라색 꽃
(오른쪽)과 식용하는 잎(왼쪽).

산들을 하루 종일 다녀도 지치는
줄 몰랐다. 같은 길을 날마다 다녀도 날마다 새로웠다. 룸살롱 김 마
담은 두 번만 가도 물렸는데….

그의 행동반경은 멀리 지리산 구석구석에까지 미쳤다. 나물 캐는
할머니를 따라 다니거나, 약초꾼을 쫓아다니거나, 나이 많은 심마니
노인들을 따라 다니기도 했다. 그들에게 많은 것을 배웠다. 나물도
배우고 약초도 배우고 인생도 배웠다.

일 년쯤 지나자, 나물, 약초에 익숙해졌다. 지리산 천왕봉도 옆집
산처럼 자주 갔다. 자주 간 골프장만큼 눈에 익었고 다니기 쉬웠다.
어둠 속에 노고단에서 천왕봉으로 가면서 올려다 본 별들은 장관이
었다. 하늘에 떠 있는 무수한 별들이 쏟아지는 듯했다. 잠시 후 동쪽
에서 떠오르는 붉은 빛은 지리산을 신비의 산으로 물들였다.

어느 날, 그는 미제 밀크시슬을 가지고 나를 찾아왔다.

"간에 좋다면서 미국의 동생이 보냈어요. 이게 특효약이래요."

"당신은 2년 전부터 밀크시슬 최상품을 먹어 왔어요."

"언제요?"

"곤드레 밥이 바로 그겁니다."

만 2년이 지났다. 김 사장은 친구의 동생인 의사를 찾아갔다. 병원에서는 그 의사가 6개월 전에 그만두었다고 했다. 어디 있는지는 모른다는 것이다. 그는 그 의사의 형인 친구에게 연락을 했다. 친구는 죽은 줄 알았던 김 사장의 연락을 받고 놀랐다.

"자네 의사 동생은 어디로 갔지?"

"죽었어. 반년 전에…."

"왜?"

"간암 치료를 받다가 폐렴이 왔어."

말기 신장병 여인의 인생 역전

산삼을 먹고 기사회생하는 사람이 있는가 하면 중풍으로 쓰러지는 사람도 있다. 왜 그럴까. 인간의 가치는 정신력과 체력, 살아온 환경 따위로 결정되는데 이 세 가지의 복합체가 바로 면역력이기 때문이다. 신장 투석을 하며 집에서 쉴 바에는 먹고 살기 위해 차라리 일하다 죽겠다면서 조금만 더 일할 수 있도록 도와 달라고 찾아온 여인의 이야기다.

고달픈 삶의 도장공 여인

여인은 어렸을 때부터 나무에 잘 올라가 '날다람쥐'라고 불렸다. 얼굴도 예쁘고 달리기도 잘할 뿐더러 공부도 늘 일등인 그녀에게 이웃 사람들은 큰 부자가 될 상이라고 했다.

그런데 하느님은 중요한 것을 하나 빠뜨렸다. 산동네의 지하 단칸방에서 식구 여섯 명이 살아야 할 정도로 집이 찢어지게 가난했던 것이다. 큰 부자하고는 거리가 멀어도 너무 멀었다.

더구나 아버지는 매일 술만 마셔 댔다. 만주에서 독립운동을 하던 부친은 천국보다 조국을 더 사랑한 사람이었다. 조국이 지옥에 있다면 지옥으로 갈 위인이었다. 그러나 해방이 되고 조국에 돌아왔다는 기쁨은 백일몽으로 끝났다. 다시 친일 세력이 활개를 치고 독립운동가들은 다 찬밥 신세가 되고 말았다. 결국 부친은 화병이 나서 매일 술만 마셨고, 어머니는 만성 신부전증으로 일어나 있는 시간보다 누워 있는 시간이 더 많았다.

맏딸인 그녀는 집안을 보살펴야만 했다. 학교에서는 수석 졸업자인 그녀에게 의과대학에 진학하라고 했지만 그녀는 간호전문대학에 지망하여 수석으로 합격했다. 한시름 놓았다. 수석 합격자에겐 장학금이 나오므로 등록금 걱정을 하지 않아도 되기 때문이다. 하지만 기쁨도 잠깐이었다. 신체검사에서 색맹인 데다가 심한 혈뇨, 단백뇨가 검출되어 최종적으로 불합격 판정을 받은 것이다.

간호사의 꿈이 사라지자, 그녀는 도장공 일을 시작했다. 찰고무처럼 단단한 체력을 가진 그녀에게 도장공 일은 적성에 맞았다. 수입도 다른 직장보다 월등히 많았다. 당시에는 젊은 처녀가 도장공 일을 하는 경우가 거의 없었다. 고층 건물의 페인트 작업까지 하게 되자 더 많은 소득이 생겼다. 덕분에 동생 셋을 모두 전문대학, 일반 대학까지 보낼 수 있었다.

알코올에 절어 살아가는 아버지를 보고 자란 그녀는 술을 못하는 남자와 결혼하는 게 꿈이었다. 다리가 하나건, 눈이 하나건 관계없었다. 키가 작건, 못 생겼건, 학력이 있거나 말거나 개의치 않았다. 오직 술을 안 먹고 열심히 사는 남자를 원했다.

쉬는 날이면 늘 북한산 인수봉에 올라갔다. 유일한 취미 생활이었다. 아무리 속상하고 어려움이 닥쳐도 인수봉에 오르면 무념무상의 상태가 되고 모든 불행이 사라지는 해탈의 기쁨이 있었다.

그녀가 스스로에게 물었다.

'왜 사냐고?'

'가족을 먹여 살리고 인수봉에 오르는 재미로 산다.'

그녀는 다람쥐처럼 록클라이밍을 잘 했다.

그런데 인수봉에 오를 때마다 만나는 남자가 있었다. 두 사람은 서로서로 호감을 느꼈고 그녀가 임신을 하자 남자가 청혼을 했다.

그러나 시부모는 결혼식장에 오지 않았다. 법조인 집안이라면서 며느리의 집안과 학력이 전혀 자기 집안과 어울리지 않는다고 여겼던 것이다. 독립운동에 많은 재산을 쏟아 부은 친정과, 일제 치하에서 앞잡이 노릇을 하며 살던 시댁이 어느덧 천민과 귀족계급으로 나뉜 셈이었다. 사정을 모르는 주위에서는 그녀를 부러워했다. 킹카를 잡았다고 했다.

죽을병에 걸려도 일할 수밖에 없는데

명문고와 일류 대학을 나온 남편은 판사인 부친의 뜻에 따라 사법고시에 매달렸다. 그러나 늘 1차만 합격하고 그 이상을 나가지 못했다. 몇 년을 계속 해오다가 지쳐 시험을 포기하자, 시아버지는 아들을 게으르고 무능한 인간으로 여겨 내왕을 끊었다.

사법시험 합격 외에는 세상에 할 일이 없다고 여기던 남편은 그때부터 세상의 부조리를 원망하고 술만 마셨다. 그러는 사이에 아이는 자꾸 생겨 셋이나 되었다. 결국 그녀는 알코올 중독자인 남편을 만난 셈이었다. 아버지가 알코올 중독이라 모진 고생을 했는데 또다시 최악의 카드를 잡은 것이다.

어느 날, 이틀 동안 48시간을 쉬지 않고 일했다. 다음 날 출근하려고 일어나려 했는데 도저히 일어날 수 없었다. 전에는 아무리 피곤해도 아침 6시면 일어났는데 이날만큼은 뜻대로 안 되었다.

계속 잤다. 24시간을 계속 잤는데도 몸이 무거워 일터에 나갈 수 없었다. 평생 처음 겪은 일이었다.

병원을 찾았다. 진찰을 마친 의사가 놀란 목소리로 말했다.

"수십 년간 환자를 봤지만 이렇게 신장이 약한 사람은 처음 봅니다. 앞으로 더 무리하면 신장 투석을 해야 합니다."

의사는 단백뇨, 혈뇨, 부종 따위의 신장병 환자에게 있는 증세가 골고루 있다고 했다. 입원 치료를 권해 며칠간 입원해 있다가 많은 약 처방을 받고 퇴원했다.

집에 돌아와서도 엄청나게 피곤한 건 마찬가지였다. 수십 년 만에 처음으로 낮에 누웠지만 눈 뜨는 것도 힘들었다. 그러나 집에서 요양하라는 의사의 지시를 따를 여유가 없었다. 다시 도장 일을 했다. 집 안에 누워 굶어 죽으나 일하다 죽으나 죽기는 마찬가지였다. 오히려 일하다 죽으면 산재보험을 더 받을 수 있어 유리하다고 생각했다.

그녀는 힘들 때마다 신장병으로 스물아홉에 죽은 가수 배호가 부른 노래 '파도'를 흥얼거렸다. 그녀의 부친처럼 배호의 부친도 독립운동을 하고 해방된 조국에서 고생하다가 죽었다는 게 더욱 마음에 와 닿았다.

부딪쳐서 깨어지는 물거품만 남기고
가 버린 그 사람을 못 잊어 웁니다
파도는 영원한데 그런 사랑을
맺을 수도 있으련만 밀리는 파도처럼

내 사랑은 부서지고 물거품만 맴도네

사법고시를 포기한 남편은 정치판에 쫓아다니면서도 아내가 죽을 병에 걸렸는지 아무런 관심도 없었다. 나라 걱정은 태산같이 하지만 집안 걱정, 자식 걱정, 아내 걱정은 조금도 안 했다. 그러나 자기 몸만은 무섭게 챙겼다.

그녀는 병원에서 처방해 준 약을 먹으면서 도장 일을 계속했다. 의사에게는 집에서 편히 쉬고 있다고 했다. 귀공자풍의 의사, 온실에서 곱게 자란 의사에게 아무리 죽을병에 걸렸어도 일을 해야만 하는 세상이 지구상에 있다는 현실을 설명하는 것은 쇠귀에 경전을 들려주는 것보다 더 어렵다.

병원에 다닌 지 2년이 지났으나 병세는 더욱 악화됐다. 의사는 신장 투석을 강하게 권했지만 그녀는 신장 투석을 죽음과 같다고 생각했다. 신장 투석을 하면 일을 할 수 없고, 일을 못하면 굶어 죽어야 한다. 평생 돈벌이를 못한 남편이 새삼스럽게 돈을 벌 리는 없다. 돈벌이는 스트레스다. 굽실거리며 참아 가면서 애쓰는 게 돈벌이다. 거지 3년, 국회의원 3년이면 다른 것은 할 수 없다고 했는데 남편은 정치판 20년, 알코올 중독 20년의 경력이다.

온실형 인간이 아니었기에

나를 찾아온 그녀는 지난날의 기구한 삶을 말하면서도 전혀 눈물을 보이지 않았다. 그만큼 절실하다는 의미였다. 조금만 더 일할 수 있도록 도와 달라는 말에는 비장함마저 느껴졌다.

나는 육미지황탕六味地黃湯에 산사, 작약, 구기자를 넣어 진하게 달여 주었다. 동의보감에 있는 대표적인 신장 약인 육미지황탕은 숙지황을 주약으로 산약, 산수유, 택사, 백복령, 목단피 등으로 구성된다. 하지만 신장이 약한 그녀의 상태에서는 걸쭉한 약재인 숙지황이 독약이기에 숙지황을 빼고 처방했다. 그녀는 소음 체질이라 숙지황이 해로웠다.

보름쯤 지나자, 혈뇨, 단백뇨가 나오지 않았다. 부종도 거의 빠졌다. 검은 빛의 얼굴에 생기가 피어났다. 이 허브에 연자육, 건강, 육계, 오수유, 구맥, 백모근 등을 추가했다. 신장은 혈액 덩어리다. 뭉친 혈액을 풀어내는 데는 이뇨제, 파혈제를 써야 하는데 이 허브들은 다 이뇨제, 파혈제다.

한방에서는 참마의 뿌리(왼쪽)를 말린 산약과 연꽃의 열매를 건조한 연자육(오른쪽)을 약재로 쓴다.

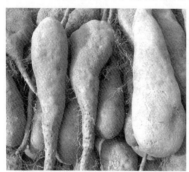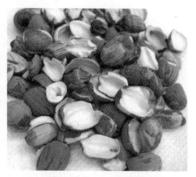

흰색 털로 덮여 있는 띠의 뿌리줄기를 말린 백모근(왼쪽)과 패랭이꽃의 전초를 그늘에서 말린 구맥(오른쪽).

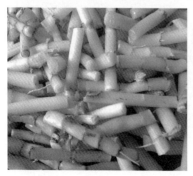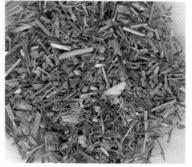

점점 정상적인 체력을 회복하면서 기운을 차리자, 그녀는 도장 일을 계속했다. 내가 처방해 준 약을 먹을 때마다 무릎을 꿇고 큰 절을 올리고 마셨다. 그러면서 큰소리로 '이 약물은 내 목숨을 살리는 생명수다. 이것을 마시면 반드시 내 몸은 건강해진다'고 다짐했다.

그녀에게 약은 하느님이고 예수이고 석가모니였다. 일반적으로 기구한 인생을 겪은 사람은 무신론자가 되거나 열렬한 종교인이 된다. 여고 시절, 로맨스 소설보다 철학 책에 심취했던 그녀는 무신론도 종교인도 아닌 범신론을 추종했다. 자연이 신이고 신이 자연이라고 믿었다. 한마디로 신은 그녀에게 날다람쥐처럼 암벽을 타고 빌딩에 오르는 강철 체력을 주었고 알코올 중독의 아버지와 남편도 주었다. 악질 시부모도 신이 준 것이고 예쁜 자식들도 신이 준 것이었다. 모두 신이 만든 것이었다.

그녀는 즐겁게 세상일을 받아들이고 즐겁게 일했다. 고층 건물에 매달려 일할 때면 에베레스트를 등반하는 기분으로 일했다. 천국에 소풍을 가는 것처럼 일터로 갔다.

2년쯤 지나자 신장 기능이 많이 좋아졌다. 검사 결과, 혈뇨, 단백뇨가 없었다. 현미경적 혈뇨, 단백뇨도 없었다. 부종도 생기지 않았다. 혈색도 좋아지고 피로감도 없었다. 이제는 저염식, 저당식 위주로 식이요법만 잘해도 충분했다.

얼마 전, 그녀는 나를 찾아와서 히말라야로 떠난다고 했다. 에베레스트, K2, 칸첸중가, 로체 등 8000m가 넘는 14좌를 찾아가기로 했다는 것이다. 1차 목표는 14좌의 베이스캠프 방문이라고 했다. 이들 14좌의 정상을 밟는 것은 하늘이 도와야 하지만 베이스캠프까지는 누구나 갈 수 있다. 80대 노인들도 가는 곳이다. 설악산을 오를 수 있는 체력이면 충분하다.

그녀는 또 가수 배호도 나를 만났으면 살았을지 모른다면서 안타깝다고 했다. 배호가 죽은 해가 1971년이었다. 그 후 신장병 환자의 치료법은 별로 발전하지 못했다. 신장 투석을 하거나 신장 이식을 할 뿐이다. 그런데 신장 투석을 하는 병원은 우후죽순처럼 늘어났다. 신장 치료의 부정적 부산물인 것이다.

　신장 투석을 하고 신장 이식을 해야 할 그녀를 살린 것은 백복령, 산사, 작약, 구기자였다. 그러나 다른 사람들, 특히 온실형 인간이라면 그녀와 같은 처방으로는 신장병을 고칠 수 없다. 말을 물가에 데려갈 수는 있지만 물을 먹일 수는 없는 법이다. 서두에서 언급했듯이 면역력은 정신력과 체력, 환경의 복합체이기에 그녀가 난치병을 이겨 낸 것은 어쩌면 당연한 결과인지 모른다.

　그동안 그녀에게는 많은 일이 있었다고 했다. 친정아버지와 시부모, 그리고 남편이 죽었다. 눈이 많이 내리던 어느 날, 시부모는 고급 승용차를 타고 강원도로 여행을 갔다가 영동고속도로에서 미끄러져 대형 트럭과 충돌하는 바람에 현장에서 즉사하고 말았다. 이 비보를 전해 들은 남편 또한 차를 몰고 부모의 시신이 안치된 사고 현장으로 가다가 술 취한 운전자의 역주행 사고로 현장에서 즉사했다.

귀신의 실수가 가져온 인생 역전

　세 사람의 장례를 치루는 날, 시아버지가 장로로 있던 교회 사람들이 찾아와 시아버지의 인격을 찬양하고 존경한다고 했다. 남편의 정치 동료들도 훌륭한 재목을 하느님이 일찍 데려갔다고 서운해 했다. 하지만 그녀는 눈물이 나오지도, 슬프지도 않았다. 친정아버지, 시아버지, 시어머니, 남편이 죽었을 때 조금도 슬프지 않은 게 얼마나 불행한 일인가. 그날따라 항상 골골하던 엄마가 입버릇처럼 하던 말이 생각났단다.

"귀신도 가끔 실수를 한단다."

"귀신이 무슨 실수를 했는데…."

"네 애비를 봐라. 저런 벌레만도 못한 인간을 세상에 내보낸 게 실수가 아니고 뭐냐?"

그러고 보면 그녀는 귀신의 실수를 네 번이나 목격한 셈이다. 친정아버지, 시아버지, 남편이 세상에 나온 것, 그리고 마지막으로 99% 죽기로 된 자기 자신이 살아 있는 것.

그녀에게는 귀신의 실수가 가져온 인생 역전도 있었다.

그동안 청소하며 페인트칠을 하던 그 많은 빌딩을 모두 소유하게 되었다는 것이다. 시아버지는 대형 로펌을 하면서 큰돈을 벌었는데 수십 년간 벌어들인 돈으로 강남의 빌딩들을 사들였다. 마치 사내아이들이 모형 자동차를 모으듯 빌딩들을 수집한 것이다. 그런데 70년대부터 사들인 빌딩들은 하늘 높은 줄 모른 채 가격이 올랐고, 시부모가 죽고 유일한 상속자인 남편마저 죽자 모두 그녀에게 상속된 것이다. 결과적으로 그녀는 자기 건물의 외벽을 청소해 온 셈이었다.

천문학적인 액수의 상속세를 내고 법적으로 모든 것을 마무리한 그녀는 엄청나게 많은 돈을 어떻게 쓸 것인가를 놓고 여러 가지로 궁리를 했다.

먼저 100억 원대의 비싼 집들을 봤다. 그 집들을 자주 보자 사람이 사는 집이라기보다는 잘 꾸민 무대 같았고 입주민들은 무대에서 움직이는 정교한 인형으로 보였다. 사람이 돈을 부리는 게 아니라 돈이 사람을 부리는 듯했다.

다음으로 자동차 매장을 둘러봤는데 역시 비싼 차가 눈에 들어왔다. 이탈리아에서 만든 차로 얌체 같아 보이는데 값은 10억 원이어서 놀랐다. 그보다 싼 벤틀리라는 차를 봤지만 이런 미련한 차를 타고 어디로 다니나 하는 생각이 들었다. 정신 나간 위인들이 타는 차라는 생각을 지울 수가 없었다.

명품관도 둘러봤다. 대략 20억 어치를 사면 명품으로 치장할 수 있었다. 주위에서는 호화 유람선을 타고 유럽 여행을 가라고 권했다.

한 달간 큰 부자들이 한다는 여러 가지를 둘러보면서 그녀는 재키 케네디로 널리 알려진 존 F. 케네디 미국 대통령의 미망인이 생각났다. 재키는 남편이 죽자 큰 부자가 되었고 세계적인 갑부 오나시스와 재혼했다. 그리고 오나시스의 외아들이 비행기 사고로 죽고 2년 뒤에 오나시스마저 죽자, 남편의 재산은 거의 다 그녀에게 들어왔다.

엄청난 재산과 명예, 멋진 몸매와 패션으로 항상 매스컴에 등장했던 재키는 65세에 암으로 죽으면서 이렇게 자신을 한탄했다고 한다.

"이렇게 빨리 죽을 줄 알았으면 음식이나 실컷 먹을 걸."

멋진 몸매를 유지하느라고 제대로 먹지도 못했는데 별로 많지 않은 나이에 죽고 만 재키를 떠올리자 그녀는 모든 것이 분명해졌다. 호화 아파트보다는 그녀가 살고 있는 작은 아파트가 더 사람의 냄새가 났다. 10억 원짜리 람보르기니를 타고 시내를 다닌다고 행복해지는 놈은 정신이상자가 아닐까 싶었다.

주위 사람들의 말대로 크루즈를 타고 세계 일주를 하는 게 무슨 재미가 있을까. 어차피 배 안에 갇혀 있는 게 아닌가. 그녀는 이 모든 게 영혼을 혼란스럽게, 그리고 지저분하게 만드는 짓이라고 단정 지었다. 어쩌면 그녀는 카트만두로 향하면서 다시 한 번 귀신의 실수를 반추했을 게 분명하다.

폐암, 간암을 극복하고 부활한 사나이

대부분의 사람들은 암을 불치병, 난치병이라 생각한다. 이런 인식 때문에 암 환자들은 암이란 진단을 받는 순간부터 큰 충격을 받는다. 불안, 우울, 강박 증세, 외상 후 스트레스 증후군에 시달린다.

일반적으로 암 환자가 겪는 포괄적 정신 고통을 디스트레스*Distress* 라 하는데 미국의 국립종합암네트워크*NCNW*는 이를 가리켜 '암 환자들의 정신적 고통, 암에 걸린 충격, 현실 부정, 분노, 공포, 불안, 우울, 자책, 고독 따위의 다양한 감정 반응이 투병에 나쁜 영향을 주는 고약한 상태'라고 정의하고 있다.

암 진단을 받고도 딱 하루만 고민

누구나 불치병을 만나면 허둥대고 죽음을 선고받으면 반년에서 일 년 정도는 공포와 번민에 싸인다. 그런데 단 하루, 24시간을 고민하고 디스트레스에서 탈출한 오씨의 경우는 내가 보기에도 존경스럽다. 성인군자도 아닌 평범한 사람, 그것도 직업이 목수인 그가 어떻게 그럴 수 있었을까. 유명한 고승이나 목회자도 항암 치료, 수술, 방사선 치료로 전기 고문, 물 고문 같은 지옥을 겪다가 죽는데….

금년 56세인 오씨는 2년 전에 폐암 진단을 받았다. 수술 후, 항암 치료, 방사선 치료를 했는데 몇 달 전에 간과 척추로 암세포가 전이되었고 폐암 말기라는 말을 들었다. 남은 시한은 6개월이지만 방사선 치료를 더 받으면 몇 달은 수명이 연장된다고 했다.

죽음이 코앞에 다가오자, 그는 딱 하루, 하루 낮과 하룻밤을 고민했다. 하루 동안 입맛이 없고 머릿속이 혼란하고 잠을 잘 수 없었다. 그러나 다음날에는 식욕이 정상으로 돌아오고 잠도 제대로 잤다. 정상적인 생활로 돌아온 것이다. 그는 '밥 잘 먹고 잘 움직이고 잠을 잘 자는데 뭘 걱정하겠는가' 라는 생각이 들었다고 했다.

열여섯 살부터 목수 일을 해온 그는 40년 가까이 관棺을 만들었다. 수십 년간 독한 옻칠 작업을 하는 바람에 간암, 폐암에 걸렸는데 옻의 독성은 간보다 폐에 먼저 영향을 준다. 그러나 조각가가 조각에 애착을 느끼듯 관에 남모를 정이 들었다. 관이 내 가족이고 나 자신이고 내 집이라는 생각이 들었다. 많은 사람들이 그가 만든 관을 사가면서 언제부터인가 '그냥 살다 죽으면 좋을 것을 쓸데없이 치료한답시고 돈 버리고 고생만 하다 죽었네' 라고 중얼거리는 소리를 들었다. 자주 듣다 보니, 자신은 암에 걸리면 절대로 병원 치료를 받지 않아야겠다는 마음이 들었다. 오랫동안 죽은 사람을 위한 물건을 만들다 보니 삶과 죽음이 하나 되었다고나 할까.

그는 하루 종일 구부정한 상태로 관을 만들었다. 자연히 허리와 무릎이 많이 아팠다. 그런데 술을 마시면 통증이 가시고 기운이 생겼다. 일을 하면서 몸이 아프면 저녁에 마실 술을 떠올렸다. 그러면 아픈 데가 사라지고 기운이 났다. 스무 살에 손가락을 다쳐 불구가 되는 바람에 군 입대를 면제 받고 일하면서 계속 술을 마셨으니 지금까지 36년간 매일 술을 마신 셈이었다. 그러나 즐겁게 술을 마셔 술은 독약이 아닌 보약이었다. 물론 암 진단을 받은 후에는 술을 끊었다.

비름과의 여러해살이풀인 쇠무릎의 뿌리를 말린 우슬.

동종요법과 이종요법

그는 죽는 날까지 일하다가 죽는 게 소망이었다. 그런데 무릎이 아파서 일하기가 어려웠다. 말기 암이 문제가 아니라 무릎이 더 문제였다. 무릎이 아플 때마다 글루코사민 등 많은 약을 복용했지만 어느 것 하나 도움이 안 되었다. 여러 차례 주사도 맞았지만 오히려 상태만 더 나빠졌다. 결국 술만 더 마시게 되었다. 그가 내게 부탁한 것도 암을 치료해 달라는 것이 아니라 무릎을 낫게 해 달라는 것이었다.

나는 닭발 처방을 해 주었다. 닭발에 우슬과 백하수오를 넣어 그

초록색 꽃이 피는 쇠무릎지기(오른쪽)와 소의 무릎처럼 보이는 그 줄기 마디(왼쪽).

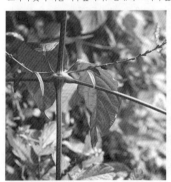
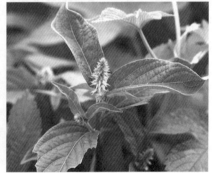

추출물을 마시도록 했다. 닭발을 무릎 치료에 쓰는 처방은 단군 시대 이래 우리 조상들이 써온 것으로 닭발에 소주를 넣고 끓여서 그 추출물을 만들어 사용했다. 그러나 닭발만 쓰는 것보다는 우슬과 백하수오를 같이 배합하면 약리 효과가 훨씬 커진다.

우슬은 비듬과의 식물인 쇠무릎의 뿌리로 그 모양이 소의 무릎과 닮았다. 무릎 관절, 허리 통증에 많이 쓰는 약초다.

백하수오는 박주가리과의 식물로 진시황이 먹었다는 불로초 가운데 하나다. 중국에서는 산삼처럼 귀하게 여긴다. 진시황 덕분에 그 약효가 과장된 백하수오는 무릎, 허리 아픈데 도움이 되고 최근에는 자궁 근종에 좋다는 임상 결과도 있다. 닭발에 소주, 우슬, 백하수오를 넣고 6~10시간을 달인 뒤 그 즙을 우려 식히면 묵처럼 된다.

미국의 하버드 의대에서도 무릎이 아프면 소의 무릎을 먹는 게 더 좋다는 동종요법同種療法에 눈을 돌리고 있다. 닭발의 연골을 추출해 그 농축액을 무릎 치료에 쓰고 있는 것이다.

그런데 그 농축액의 값은 상상하기 어려운 고액이다. 국내에서

박주가리과의 여러해살이풀인 큰조롱(오른쪽)과 그 덩이뿌리인 백하수오(왼쪽).

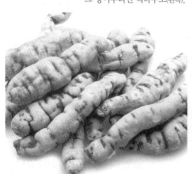
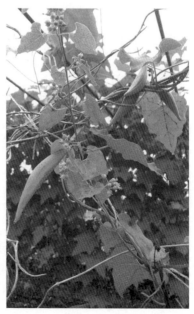

심장 혈관에 삽입하는 스턴트 시술은 수백만 원이지만 미국의 유명 병원에서 이런 시술을 받으려면 수억 원이 들어간다. 우리나라 의료 진의 기술이 미국의 그 병원보다 낫다는 게 중론이지만 우리 주변에는 굳이 미국에 가서 수억 원을 쓰는 사람들이 적지 않다. 나는 몇 만 원짜리 닭발 액은 수백만 원을 받아도 소비자가 생길 것으로 본다. 왜냐면 브랜드 파워는 의료계가 제일 심하기 때문이다.

동종요법과 이종요법異種療法은 어떻게 다른가. 예를 들어 사람들은 감기에 걸려 열이 나면 해열제를 먹든가, 뜨거운 닭고기 수프를 먹든가, 그냥 무시하든가 한다. 이때 해열제를 먹는 것을 이종요법이라 하고, 뜨거운 수프를 먹는 것을 동종요법이라고 한다.

나는 오씨에게 허약한 간에 도움이 되는 식품 겸 약품인 민들레과의 포공영과 대계, 대계근을 생맥산과 같이 끓여 차나 물 대신 마시도록 했다. 이 허브들은 간과 폐에 도움을 주고 맥脈을 살게 한다. 우리는 비실비실할 때 '매가리가 없다'고 말하는데 이 매가리가 바로 맥이다. 매가리가 있어야 기운이 나고 기분이 산다.

죽은 사람도 살아나는데 산 내가 죽을 수 있나요

역시 힘들게 세상을 살아온 사람은 숨이 끊어지는 날까지 일할 수 있는 저력이 있다. 그는 무릎 상태가 좋아지자 내게 말했다.

"죽었던 사람도 다시 사는데 저처럼 밥 잘 먹고 일 잘 하고 잠 잘 자는 사람이 죽기가 그리 쉬운가요?"

죽은 사람이 살다니…. 누가 예수님처럼 부활한 것인가. 자초지종을 듣고 보니 놀라지 않을 수 없었다.

그의 친지 중에 최씨 성을 가진 사람이 있었다. 3대 독자인 그는 노부모를 모시면서 농사를 지었다. 친구들이 다 도시에 나가 취직을 하거나 장사를 해도 그는 별로 이득이 없는 농사에 매달렸다. 부친이 돌아가신 뒤에는 노모를 모시고 혼자 농사를 지었다.

어느 날, 개발 바람이 그가 사는 마을에 불어 닥쳤다. 그는 토지 보상금으로 100억 원 이상을 받았는데 대대로 자영 경작을 해온 터라 세금을 한 푼도 안 내고 고스란히 전액을 통장에 넣었다. 3대 독자라 분쟁을 일으킬 형제자매도 없었다. '땅에서 나온 돈은 땅에 투자해야 한다'는 게 그의 소신이었고 '논밭으로 받은 보상금은 모두 논과 밭을 사서 농사를 지어야 한다'는 게 평소 마음이었다.

그러나 사기꾼들이 벌떼처럼 달려들고 미녀들이 구름처럼 몰려들면서 보상금을 다 날리는 데는 반년도 채 걸리지 않았다. 빈털터리가 된 그는 실성한 사람이 되었다. 농사일은 내팽개친 채 술만 마셨다. 석 달 동안 오로지 술만 마셨다. 술에 취해 잠들었다가 잠에서 깨면 다시 술을 마셨다. 안주 없이 마셨다. 정신을 잃고 기억을 잃고 호흡을 잃을 정도로 마셨다.

어느 날, 의식을 잃고 쓰러졌다. 병원에 실려 갔다. 의사가 청진기를 들이대고 눈을 뒤집어 보고 여기 저기 만져 보더니 호흡이 완전히 끊어졌다면서 사망진단서를 발급했다.

시신이 냉동실에 들어가자 조문객들이 몰려 왔다. 먼 친척뻘인 아저씨가 제일 슬퍼하며 병원 측에 시신을 보자고 했다. 멀쩡하던 조카가 갑자기 죽었다는 게 믿기지 않는다고 우겼다.

병원 규정상으로 보면 시신은 24시간이 지나 입관할 때 보는 게 관례였다. 그러나 조폭 생활로 잔뼈가 굵은 아저씨는 당장 봐야 한다면서 병원 측에 공갈 협박을 했다.

병원 관계자의 입회 하에 최씨의 아저씨와 친지들이 냉동실 문을 열었다. 순간 놀라운 일이 일어났다. 누워 있던 시신이 벌떡 일어난 것이었다. 그러면서 다짜고짜 아저씨에게 달려들고는 이렇게 소리치는 것이었다.

"내 돈 내놔! 이 도둑놈아!"

속옷 바람으로 술을 먹다 속옷 바람으로 죽어 속옷만 입은 채 냉동실에 있던 최씨였다. 그 자리에 있던 친지들은 너무 놀라 아무 말도 못했다. 모두들 넋이 나간 상태였다. 잠시 후 최씨가 말했다.

"나, 멀쩡하게 살아 있으니 이만 집에 돌아가세요."

사연인즉, 이러했다. 최씨가 죽어 고향에 갔는데 고향의 묘지에서 돌아가신 부친을 만났다. 부친은 그를 보자마자 "너는 여기에 오기에는 아직 일러. 빨리 집으로 돌아가서 돈을 찾아라"라고 했다. 부친의 말씀을 듣고 집으로 오는 길이었는데 바로 그때 냉동실 문이 열렸던 것이다.

아저씨가 제일 많이 그의 돈을 떼먹고 친구들이 작당을 해서 사기를 쳤다. 가장 큰돈을 먹은 아저씨는 조카의 죽음을 하루빨리 제 눈으로 확인하고 싶었는데 그의 검은 마음이 거꾸로 조카를 살린 것이었다. 결국 겁에 질린 아저씨는 가져간 돈을 몽땅 다 가져오고 사기를 친 친구들도 다 먹은 돈을 토해 냈다고 한다. 산 사람 앞에 못된 놈들이 모두 순한 어린 양이 된 것이다.

조선 왕조 때, 왕이 죽으면 내시가 왕이 평소 잘 입던 속옷을 가지고 지붕에 올라가 '상위복上位復, 상위복, 상위복'이라고 삼창을 한다. 죽은 왕의 혼이 간 북쪽을 향해 외쳐 그 혼이 돌아오기를 바라는 의식이다. 그런데 혼을 불렀으니 그 혼이 돌아오는 시간이 필요하다. 천자는 7일, 제후는 5일, 일반인은 3일을 기다렸다. 왕이 임종하면 5일간 혼이 돌아오기를 기다렸다. 5일이 지나도 왕이 살아나지 않으면, 즉 혼이 돌아오지 않으면 그때 비로소 사망을 확인하고 장례식을 했다. 최씨의 혼은 하루 만에 다시 몸으로 돌아온 것이다.

오씨에 따르면 부활한 친지는 되찾은 돈으로 논과 밭을 사서 10년째 농사를 짓고 있다고 한다. 물론 술은 한 모금도 마시지 않는다고 했다. 감기 한번 걸리지 않으면서 잘 살고 있다는 이야기다. 이 이야기를 마친 그는 죽었다가 살아난 최씨를 생각하면서 하루하루를 열심히 살겠다고 다짐했다.

"죽었던 사람도 사는데 멀쩡하게 살아 있는 사람이 죽을 수는 없잖아요."

도스토옙스키의 '마지막 5분'과 슈퍼 모델

1849년 12월 22일, 러시아의 대문호 도스토옙스키가 사형대에 올라갔다. 세묘뇨프 광장에 세워진 기둥에 묶인 그에게 마지막 5분의 시간이 주어졌다. 그는 인생의 마지막 5분을 어떻게 쓸까 하고 생각해 봤다.

'사랑하는 가족들과 친구들, 나를 알고 있는 이들에게 작별 기도를 하는데 2분, 그리고 오늘까지 살게 해 준 하느님에게 감사하고 곁에 있는 다른 사형수들에게 작별 인사를 하는데 2분, 나머지 1분은 눈에 보이는 자연의 아름다움과 지금 최후의 순간까지 서 있게 해 준 땅을 둘러보는데 쓰자.'

이렇게 마음먹고 작별 기도와 인사를 하는데 2분이 지났다. 그리고 자기 자신의 삶을 돌이켜 보려는 순간, '아, 이제 3분 후면 내 인생이 끝이구나' 하는 생각에 갑자기 눈앞이 캄캄하고 아찔했다. 지난 세월을 순간순간 아껴 쓰지 못하고 헛되게 살아온 게 정말 후회됐다. 다시 한 번 삶이 주어진다면 매 순간마다 참으로 값지게 쓸 수 있을 것 같았다. '아, 다시 한 번 인생을 살 수 있다면…' 하고 회한의 눈물을 흘리는 순간, "사형 집행 정지!" 하는 소리가 들렸다.

구사일생으로 목숨을 건진 도스토옙스키는 사형 집행 직전에 주어졌던 그 5분을 생각하며 평생 동안 하루하루, 순간순간을 마지막 순간처럼 소중히 여기며 살았다.

당시 도스토옙스키는 스물여덟 살이었다. 이 도스토옙스키의 '마지막 5분'을 마음속 깊이 새기면서 반년 만에 늘어난 27kg의 체중을 석 달 만에 다시 정상으로 되돌려 놓은 슈퍼 모델 한양 역시 스물여덟 살이다.

반년 만에 몸무게 27kg 늘어난 모델

그녀의 첫 인상은 함께 온 50대 초반의 엄마보다 더 늙고 더 뚱뚱해 보였다. 반년 만에 몸무게가 27kg이나 늘어났고 우울증에 시달린 탓이었다. 게다가 맹장 수술을 한 자리에서 물이 쉬지 않고 흘렀고 복부 또한 많이 부어올랐다. 임산부나 다름없었다. 몸매로 밥벌이를 하는 모델로서는 사형 선고를 받은 거나 다름없었다.

그녀는 키 178cm, 몸무게 58kg으로 브라질 출신의 세계적인 슈퍼 모델 지젤 번천과 비슷한 체격이었다.

여섯 살 때부터 아역 배우로 이름을 날린 그녀는 중학교에 들어갈 때 이미 키가 165cm가 넘었다. 일 년이 지나자 170cm가 돼 성인 역도 잘하는 배우가 되었다. 중학교 3학년이 되자 키가 178cm로 너무 커서 배우 활동을 하기에는 어려움이 많았다. 모델로 직업을 바꿨다. 얼굴도 예쁘고 몸매도 뛰어난데다가 오랜 연기 생활과 지명도로 단숨에 국제무대에서도 인기 있는 슈퍼 모델이 되었다.

6개월 전, 아랫배가 몹시 아파서 병원에 갔더니 맹장염이라고 했다. 수술을 받았는데 수술한 자리에서 진물이 계속 흘렀다. 마치 새로운 샘이 생긴 듯했다. 병원 치료를 계속했지만 샘에서는 물이 쉬지 않고 나왔다. 할 수 없이 배에 붕대를 칭칭 감고 다녔다. 그러자 복부가 부어올라 점점 모델로서는 치명적인 상황으로 몰렸다.

임산부 모델이 제격인 몸매가 되자 주위에서는 '임신했나 봐' 라고 수군거렸다. 점점 더 무대에 서는 일이 불가능해졌다. 20대의 젊은 여자가, 그것도 몸매로 먹고 사는 모델이 이런 모습으로 사는 건 골프 황제 타이거 우즈가 골프채 없이 사는 것과 같았다.

물을 마시지 않으면 배에서 물이 거의 안 나왔다. 그렇다고 물 없이는 살 수 없다. 거의 물만 마셨는데도 체중은 엄청나게 늘었다. 마치 몸이 부풀어 오른 듯, 고무풍선에 바람을 넣은 모습이 되었다. 체중이 6개월 만에 27kg이나 늘어났다. 3kg만 늘어도 직업에 영향이 있는데 27kg은 천문학적 숫자다. 이제는 모델 일을 하느냐 마느냐의 문제가 아니었다.

정신신경과에 갔더니 스트레스가 원인이라는 진단이 나왔다. 처방을 받은 약을 다 먹어도 샘에서는 물 흐르는 것이 그치지 않았다. 다급해진 그녀는 국내에서 최고로 권위 있는 병원을 찾았으나 결과는 차이가 없었다. 여러 곳을 찾아다니고 미국의 병원에도 가 봤지만 모두 다 같았다. 맹장염 수술 자리에서는 계속 물이 나오는 데도 모든 종합 검진 결과는 항상 '이상 없음'이었다.

그녀는 모친과 같이 여러 곳을 다녔다. 점치는 곳에 가서 비싼 부적도 샀고 무당의 말을 따라 굿을 하기도 했다. 명상 센터에도 다녔고 기도원에도 갔다. 참선방에도 가고 최면요법도 받았다.

그러나 여전히 배에서는 물이 나왔다. 그 바람에 심한 우울증까지 왔다. 이대로 치료가 안 되고 죽는 꿈까지 자주 꾸었다. 모든 영광은 사라지고 이제는 죽은 목숨이 된 것 같았다.

소화도 안 되고 생리 불순도 심했다. 잠도 못 자고 운동도 못하고 아프지 않은 데가 없었다. 평소 잘 먹고 잘 자고 아픈 곳 없고 운동도 많이 하고 남들과 잘 지냈는데…. 수술을 하고 나서 수술 자리에 생긴 샘이 그녀를 지옥에 빠트린 것이었다.

더 큰 충격은 아무도 그녀를 반기지 않고 관심을 두지 않는다는 사실이었다. 6개월 전에는 길을 가거나 식당에 가도 많은 사람들의 시선이 자기에게 집중하는 것을 느낄 수 있었는데 이제는 남자들도, 여자들도 그녀에게 다가오지 않았다. 오히려 뚱뚱하고 늙어 보이는 그녀를 업신여기고 우습게 봤다.

"잘난 체 하더니 벌 받았지."

"이제 세상맛을 알겠네."

"죽을병에 걸렸대."

별의별 소리가 다 들렸다. 그녀로서는 딱 반년 만에 세상의 비정함과 냉정함을 뼈저리게 체험하게 된 것이다.

고통이 가져다준 교훈

"애가 수술한 뒤로는 거의 오줌을 안 눠요."

나와 이야기를 나누는 딸을 안쓰러운 눈초리로 쳐다보던 그녀의 엄마가 말했다.

사람은 누구나 2~3일간 소변을 안 보면 방광에 문제가 생긴다. 그런데 아프리카를 종단하는 마라톤 선수들은 물을 많이 마시지만 거의 소변을 안 본다. 왜냐면 달리면서 땀을 많이 흘리는데 땀으로 수분이 증발을 하는 바람에 방광을 통해 나갈 소변이 없어지기 때문이다. 그러고 보면 한양과 마라톤 선수는 닮은 데가 있었다. 그녀는 물이 맹장 수술 자리로 나갔고 마라토너는 물이 피부로 나갔다.

나는 그녀에게 소변이 잘 안 나올 때 쓰는 팔정산八正散을 처방했다. 팔정산은 구맥, 대황, 목통, 편축, 활석, 치자, 차전자, 감초 등 청열이습淸熱利濕시키는 8개의 허브에 등심燈心을 넣어 인체 기능을 정상적으로 가동시키는 처방이다.

여기서 '청열'이란 열熱을 맑게 하는 것을 말한다. 열도 인체에 좋은 열, 나쁜 열이 있다. 추운 날, 몸을 따뜻하게 하는 열은 좋은 것이고 뜨겁고 무더운 날, 몸을 더 뜨겁게 하는 열은 나쁜 열이다. 체온과 조화를 이뤄 기운 순환을 시키는 것을 '청열'이라 한다. 그리고 '이

줄기 끝에서 원추꽃차례로 녹색 꽃이 피는 대황(오른쪽)과 그 뿌리로 만든 한약재 대황(왼쪽).

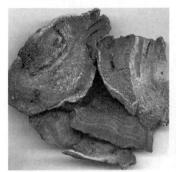
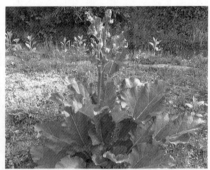

덩굴나무로 여러 꽃송이가 뭉쳐서 퍼지며 피는 으름덩굴(오른쪽)과 그 줄기를 말린 한약재 목통(왼쪽).

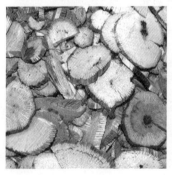
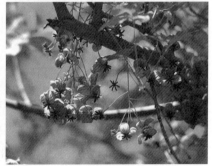

습'은 방광이 제대로 작동해 수분 배설을 하도록 돕는 것이다. 소변이 막혀 안 나오거나 방울방울, 찔끔찔끔 나올 때 청열이습을 시키면 소변이 폭포처럼 시원하게 쏟아진다.

　팔정산은 불교의 팔정도八正道에서 '팔정'을 가져왔다. 석가모니가 보리수나무 아래에서 깨닫고 처음 설법을 한 것이 팔정도다. 팔정도는 해탈에 이르는 8가지 수행법을 말한다.

　한 달쯤 지나자 그녀의 배에서는 더 이상 물이 나오지 않았다. 다시 한 달이 지나자 상처가 깨끗이 아물고 부어 있던 배가 홀쭉해졌다. 평소 살을 빼려고 이뇨제를 자주 먹던 그녀는 신장 기능이 약한데다가 수술을 하면서 항생제를 쓰는 바람에 방광 기능에 이상이 왔

꼭두서니과의 상록관목인 치자나무(왼쪽)와 그 열매인 치자(오른쪽).

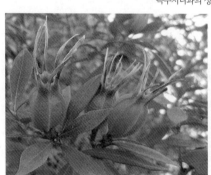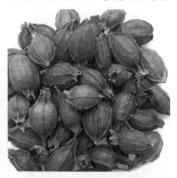

6~8월에 이삭 모양의 흰 꽃이 피는 질경이(왼쪽)와 그 씨앗인 차전자(오른쪽).

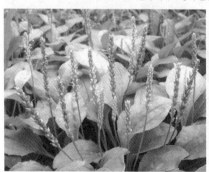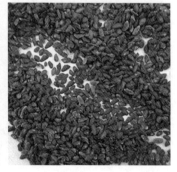

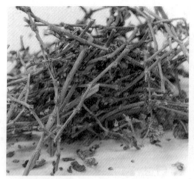
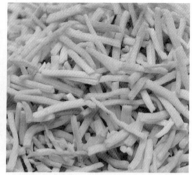

한방에서 편축이라 하는 마디풀의 전초(왼쪽)와 등심이라 부르는 골풀의 줄기 속(오른쪽).

다. 방광이 막히자 소변이 맹장 자리로 나온 것이다. 그동안 방광이 아닌 맹장 수술 자리로 소변을 본 셈이었다.

나는 신장 기능을 좋게 하는 허브를 처방해 주었다. 불과 석 달 만에 정상적인 몸이 되었다. 그동안 숱한 일을 겪으면서 그녀는 자신이 살아온 날을 곱씹어 봤다.

어릴 적부터 미모와 인기, 재력을 다 거머쥔 그녀는 교만의 늪에

한해살이풀로 흰색 또는 붉은색 꽃이 피는 마디풀(왼쪽)과 물가나 습지에서 자라는 골풀(오른쪽).

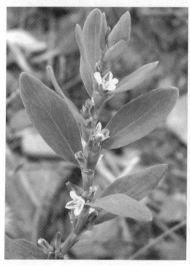
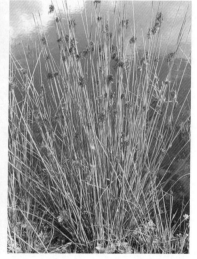

빠졌었다. 키 작은 사람을 보면 '난쟁이 똥자루만 한 게'라고 했었고, 못생긴 여자를 보면 '저런 얼굴로 왜 살지?'라고 했었다. 뚱뚱한 사람, 특히 뚱보 여자를 보면 '저런 게으른 인간, 자기 몸 하나 관리 못하는 게 세상을 어떻게 살아'라고 비웃었고, 가난한 사람을 보면 '머리가 나쁘면 게으를 수밖에'라고 조롱했었다.

그런데 6개월간 지옥 같은 생활을 경험하자 세상을 보는 눈이 달라졌다. 하늘에서 찬란히 빛나는 별도 한순간 별똥별이 되어 지상으로 떨어진다는 사실, 그리고 그 별은 보잘것없는 돌멩이일 뿐이라는 점을 깨달았다.

사람들이 자기를 좋아한 것은 자신의 껍질일 뿐 아무도 그녀의 영혼에는 관심이 없던 것이었다. 아무리 노력해도 가난하게 사는 사람들, 아무리 노력해도 뚱뚱한 여자들, 지능이 모자라게 태어난 사람들, 외모가 못나게 태어난 사람들 등 여러 인생이 모여 세상을 꾸리고 있음도 알았다. 이제는 뚱뚱한 사람도, 못생긴 사람도, 가난한 사람도 이해하고 배려하고 사려 깊게 생각하는 마음을 갖겠다고 말했다. 그러면서 내가 이야기해 준 도스토옙스키의 '마지막 5분'을 가슴 깊이 새기겠다고 했다.

나는 그녀에게 마지막으로 고진하 시인이 펴낸 에세이 《쿵쿵─다시 뛰는 생명의 북소리》의 한 대목을 들려주었다. 이 책은 99%의 절망을 희망으로 바꾼 사람들의 이야기다.

인간의 아픔, 왜 위대한가? 아픔은 아주 짧은 시간에 인간을 바꿔 놓는다. 가 보니 병원이 수도장이고 수도원이더라. 수술실에 들어갔다. 뇌를 절개한 모습도 보고 대장암 수술을 위해 벌려 놓은 것도 보았다. 그게 모두 삶과 죽음의 기로였다.

장딴지 통증을 날려라

나폴리 출신의 가난한 미국인 작가 마리오 푸조는 1969년 소설 《대부》가 전 세계적으로 2000만부 이상 판매되고 영화로 제작되면서 큰돈을 버는 작가가 되었다. 그동안에는 생계에 급급한 글쟁이 신세인지라 작은 집의 부엌 식탁에서 글을 썼다. "제발 팔리는 글 좀 한번 써 보라"는 아내의 성화에 "내가 쓸 줄 몰라 안 쓰냐?"라고 큰소리치며 50세가 다 되어 쓴 소설이 바로 《대부》였다.

큰돈을 벌자, 그는 큰 저택과 호화스런 집필실을 마련하고 '이번에는 대작을 써야지' 했다. 그러나 도저히 글이 써지지 않았다. 할 수 없이 예전의 작은 집 부엌으로 다시 돌아가 글을 썼다고 한다.

몸이 차면 혈액 흐름에 이상이 온다

올봄에 나를 찾아온 인기 있는 여류 방송작가도 마찬가지였다. 몇년 전에 큰돈이 생겨 전망 좋은 멋진 집필실을 마련했는데 도저히 글이 안 나왔다. 밥상에 쪼그리고 앉아야 글을 쓸 수 있었다. 그러다 보니 하지 혈류에 이상이 왔다.

금년 49세인 그녀는 비싼 스포츠카를 타고 다니는 작가로 유명했다. 작가들은 대체로 가난하다. 예컨대, 2013년 세상을 떠난 작가 최인호가 《별들의 고향》으로 인기 있는 작가가 되었을 때였다. 일제 승용차를 타고 다니자, 사람들이 '통속소설을 써서 돈을 좀 벌더니 대뜸 외제 차를 타네'라고 수군거렸다. 하지만 그가 타고 다니던 차는 500cc 일제 혼다로 중고차였다. 지금의 경차보다 배기량이나 크기가 훨씬 작았다.

나를 찾아온 여류 방송작가도 예전에는 극빈층 생활을 면치 못했다. 오랫동안 교양 프로그램의 구성 작가로 활동했지만 수입에는 한계가 있었다. 게다가 그녀는 두 번이나 결혼을 했다.

20대 때 "아저씨! 아저씨!" 하고 지내다가 결혼한 첫 남편은 스무 살이나 연상인 중견 작가였다. 하지만 쓰라는 글은 안 쓰고 마시지 말라는 술만 퍼마시다가 죽었다. 술자리에서 "박정희는 죽을 때까지 대통령을 해먹을 거야"라고 이야기하는 바람에 중앙정보부 남산 분실에 끌려갔다가 며칠 만에 돌아와서는 글을 내던지고 술만 마셨던 것이다. 유신시대에 이런 말을 하려면 목숨을 걸어야 하는데 그만 술김에 실수를 하고 만 것이다.

돈을 잘 벌고 밤일을 잘해야 사내 구실을 하는데 둘 다 빵점이니 그녀로서는 이혼하자는 말을 할 수밖에 없었다.

"그냥 도장 찍을래, 법정에 가서 찍을래?"

그냥 도장을 찍고 집을 나왔는데, 얼마 뒤에 남편이 죽었다는 소식이 들렸다. 보다 못한 친정아버지가 찾아와 말했다.

"너는 글재주가 있으니 드라마 작가가 되어라. 국회의원도 공천을 받으려면 집을 팔아 큰 차를 사야 해. 네가 다니는 방송국도 그 판이나 비슷할 거다. 내가 2년간 뒷돈을 대줄 테니 잘 이용해 보거라."

친정아버지는 산골의 중학교만 골라 다니는 수학 교사였지만 확률, 통계, 직관을 이용한 주식 투자로 큰돈을 벌었다.

그녀는 아버지의 도움으로 서울 여의도에 비싼 아파트를 세내고 차를 샀다. 온몸을 명품으로 둘둘 감고 사람들을 만났다. 사람을 만나야 연속극을 쓰든, 단막극을 쓰든 기회가 온다. 2년이 채 안 됐는데도 드라마 작가로서 이름을 날리기 시작했다.

인연이란 묘하다. 이번에는 10년 연하의 남자가 대들어 결혼을 했다. 직업은 펀드 매니저였다. 결혼한 지 한 달 후부터 장딴지가 엄청나게 아팠다. 그러자 주위에서는 '늙은 게, 젊은 서방을 너무 밝히니' 하고 냉소적인 눈빛으로 수군거렸다. 그녀로서는 억울했다. 젊은 서방도 매일 술을 마셨다. 매일 술을 마시면 40대든 70대든 거기서 거기다.

병원에서 여러 검사를 해도 정맥류 외에는 별 이상이 없었다. 결국 하지정맥류 수술을 했다. 그러나 아무 소용이 없었다. 여전히 아팠다. 주위에서 권하는 대로 매일 30분씩 두 차례에 걸쳐 각탕반욕도 해봤지만 허사였다.

우리 몸의 혈액은 70%가 하체에 모인다. 하체에 몰린 이 혈액은 중력이 잡아당기는 힘과 심장이 잡아 올리는 힘으로 올라갔다 내려갔다, 즉 혈액 순환을 반복한다. 그런데 심장으로 원만하게 가지 못하고 정체되면 신진대사에 문제가 생긴다. 병이 난 것이다.

일본의 마키 다카코가 쓴 《건강하게 오래 살려면 종아리를 주물러라》라는 저서를 보자. 인체의 구조는 무릎 아래 근육이 펌프처럼 움직여 중력을 이겨 내고 혈액을 심장으로 보낸다. 그 힘은 종아리, 즉 장딴지에서 나온다. 그런데 현대인은 몸이 차다. 몸이 차면 혈액의 흐름에 이상이 생긴다. 면역력과 신진대사에 문제가 생겨 고혈압과 당뇨의 위험성이 크다. 근육통, 신경통, 노화 현상이 빨리 온다.

죽어야만 자르기를 멈추는 버거병

내가 산골에 있을 때, 그녀의 친지 중에 찾아온 사람이 있었다. 부친에게 물려받은 작은 공장을 운영하던 김 사장인데 다리에 이상이 오고 발가락이 썩기 직전의 버거병 환자였다.

버거병은 하지 동맥이 막혀 혈액의 흐름에 이상이 오는 병이다. 난치병 가운데 하나로 발가락부터 썩기 시작한다. 발가락을 자르면 발목이 썩고, 발목을 자르고 나면 무릎을 잘라야 한다. 계속 썩고, 계속 자르기를 반복하는 병으로 결국 죽어야 자르기를 멈추는 병이다. 치료제는 외국 병원이나 국내 병원이나 똑같이 하나뿐이다. 오직 항생제, 스테로이드 처방만 있다.

'폐쇄성 혈전혈관염'이라고도 하는 이 병은 면역세포 이상으로 발생하는 자가면역 질환이다. 자가면역 현상이란 인체를 외부로부터 지키는 면역계가 오히려 자신의 인체를 공격하는 현상이다. 나라를 지키라고 기르는 군대가 제 나라를 공격하는 셈이다. 단순히 면역력을 높이면 더 강하게 자신의 조직을 공격한다.

이 병은 담배를 많이 피우는 40대 남자에게서 많이 발생했으나 최근에는 담배를 많이 피우는 여성에게도 나타난다. 당뇨도 원인의 하나로 꼽는다. 그러나 김 사장은 담배를 피운 적이 없고 당뇨도 없었다. 매일 아침 헬스클럽에 가서 한두 시간씩 운동을 했고 외국에 출장을 가면 비가 오든 눈이 오든, 날씨가 덥든 춥든, 한 시간씩 달리기를 했다.

나는 김 사장을 백세터의 집에 머물도록 했다. 백세터는 방태산 서남쪽의 하늬등 계곡에 있는 미산리에서 한 시간 정도 걸어 올라가야 한다. 해발 800m 위치에 지은 통나무집으로 예전에 화전민들이 살았던 곳이기도 하다. 당연히 전기도 들어오지 않고 전화기도 없다. 따라서 이곳에서 지내면 자연히 원시인처럼 살게 된다. 전화 같은 게 없으니 시간은 많아지고 머리도 맑게 된다.

김 사장이 이곳까지 걸어오는 데는 무려 4시간이나 걸렸다. 그의 위중委中, 장딴지, 발을 살폈더니 장딴지가 자동차 타이어처럼 딱딱했다. 모든 버거병은 위중, 장딴지에 이상이 생긴다.

우리 전통의학의 마술 같은 의술

나는 동행한 그의 부인에게 위중과 장딴지에 20분씩 건부항乾附缸을 붙이게 했다. 건부항은 피를 뽑지 않고 그냥 부항만 환부에 붙이는 것을 말한다. 부항을 붙인 다음에는 가열순환제 추출물을 위중과 장딴지, 발 전체에 바르게 했다. 하루 세 차례씩 하자, 시체처럼 차가운 다리에 온기가 생기기 시작했다. 여기서 위중이란 다리오금의 가로금 중간 부위로 맥이 뛰는 곳을 말한다.

나는 또 간과 신장에 도움이 되는 나물과 약초를 백세터의 집 주위에서 뜯어 먹도록 했다. 물론 산나물과 약초는 독이 있기에 푹 삶아 독을 없애고 무쳐 먹거나 말려 먹도록 했다. 약초 지식이 약초 박사보다 많은 이곳 젊은이들이 많은 도움을 주었다.

두 달이 지나자 김 사장은 산을 걷지 않고 거의 뛰어 다녔다. 처음에는 미산리에서 백세터까지 오는데 4시간이나 걸렸는데 이제는 채 30분도 안 걸렸다. 스트레스 없고 원시인처럼 지내는 백세터 생활,

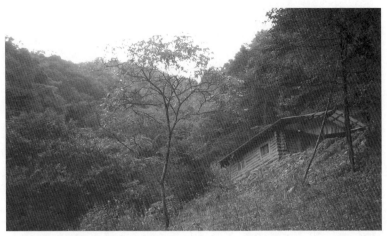
방태산 하늬동 계곡의 해발 800m에 위치한 백세터의 통나무집. 예전에 화전민들이 살던 곳이기도 하다.

산나물, 약초와 위중, 장딴지 부항 등이 그의 버거병을 사라지게 한 것이다.

나는 여류 방송작가에게도 김 사장과 같은 치료법을 썼다. 그녀의 생활을 고려하여 집 근처의 산을 걷도록 했다. 그녀는 30분마다 작동 하는 타이머에 따라 30분마다 일어나서 10분을 걸었다. 하루 세 번 위중과 장딴지에 10분간 부항을 붙이고 가열순환제 추출물을 발랐 다. 발 전체에도 발랐다. 간과 신장을 돕는 허브도 수시로 먹었다.

마침내 10여 년째 괴롭히던 장딴지 통증이 석 달 만에 없어졌다. 예전에 우리 조상들은 허리나 무릎이 아프면 장딴지까지 오는 장화 를 신고 똑바로 서서 위중에서 많은 피를 뽑았다. 이곳에 사혈을 하 면 허리, 무릎의 통증이 줄어든다. 장딴지까지 하면 더 효과가 크다. 서양 의학이 전혀 이해할 수 없는 우리 전통의학의 마술 같은 의술인 것이다.

거친 음식과 거친 생활이 불로초

면역력은 고통의 산물

"걱정하지 말게. 자네같이 들개나 잡초처럼 살아온 사람은 잘 안 죽네. 우아하고 고상하게 살아온 사람들은 병원 치료를 받으며 구질구질하고 너덜너덜하게 죽지만 뼈 빠지게 고생한 사람은 호락호락 죽지 않는다네. 내공을 잔뜩 쌓은 도인과 같은 거지. 비바람과 눈보라를 겪으며 자라는 잡초를 보게. 이런 잡초에 난초도 있지. 난초를 온실에서 키우면 얼마나 허약한가. 조금만 추워도, 조금만 물을 많이 줘도 죽고 말지. 자네는 야생 잡초보다 더 큰 면역력이 있네. 전혀 걱정하지 말게. 천하게 자라며 힘들게 일한 사람은 그리 간단히 안 죽어. 하느님은 공평하게 세상을 다스린다네. 자네는 엄청난 면역력을 모아 놓았네. 암은 면역력이 유일한 천적이네."

죽는 날까지 일하다가 죽게 해 달라는 폐암 말기 환자인 친구에게 해 준 말이었다.

그렇다. 병과 싸우는 힘을 자연의 힘 또는 면역력이라 부른다. 사람마다 갖고 있는 이 면역력은 고통의 산물이다. 비바람, 눈비를 맞으며 역경 속에서 생기는 게 면역력이다. 약이나 건강기능 식품은 모조품이거나 유사품이다. 실제로 흙속에서 뒹구는 아프리카 아이들은 좋은 환경에서 의료 혜택을 받으며 자란 유럽의 아이들보다 면역력이 높다는 통계가 있다.

언젠가 아프리카 가나에서 광우병에 걸려 죽을 고비를 넘겼지만 그 후유증으로 불면증과 심한 부정맥을 앓던 선교사를 치료한 적이 있었다. 광우병은 한때 전 세계를 공포로 몰아넣었다. 이 병에 유럽인들은 많이 걸리고 거의 다 죽고, 한국인들은 유럽인들보다 덜 걸리고 덜 죽는다. 반면에 가나 원주민들은 광우병에 거의 걸리지 않는다. 원주민들은 거친 음식을 먹고 거친 생활을 하고 거친 숙소에서 잔다. 음식은 주로 흰 강낭콩과 옥수수를 먹고 하루 종일 일한다. 간혹 집 주위에 놓아기르는 닭을 잡아먹는데 닭은 벌레나 전갈, 뱀 따위를 잡아먹는다.

요즘 사람들은 조금만 아파도 참지 못한다. 병원에서는 진통제, 마취제를 써서 전혀 아프지 않게 치료하고 고급 건강검진 센터에서는 피를 뽑을 때도 마취연고를 바른다. 미국 병원에서는 '당신은 아프지 않을 권리가 있다'는 문구를 곳곳에 붙여 놓고 있다. 한마디로 면역력의 싹을 잘라 온실에서 자라는 난초처럼 인간을 만드는 것이다.

세계적인 암 전문치료 병원인 미국 텍사스 의대의 엠디앤더슨 암센터 원장은 다음과 같이 말했다.

"암세포는 정상 세포가 아니다. 그런데 우리 면역 시스템이 이를 인식하지 못한다. 자가 면역세포를 배양하여 암세포를 파괴하면 암을 치료하고 재발을 막을 수 있다."

이 병원은 삼성그룹의 이건희 회장이 폐암 치료를 받은 곳으로도

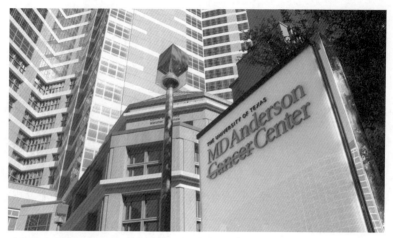

세계적인 암 전문치료 병원인 미국 텍사스 의대의 엠디앤더슨 암센터.

유명하다. 우리나라의 재산가나 유명인 가운데 암에 걸리면 이곳에
가서 치료를 받는 사람이 많다. 그런데 국내에서 즉시 수술하면 될
텐데 힘들게 텍사스까지 가고 그곳에서 대기하고 검사하다가 때를
놓쳐 죽는 경우도 적지 않다.

자가 면역세포를 가공해 암세포를 공격하는 게 앞으로 가장 획기
적인 치료법이 될 것이라는 엠디앤더슨 암센터 원장의 이야기는 백
번 옳은 말이다. 자가 면역세포를 만드는 게 곧 면역력을 기르는 것
이다. 그리고 나를 찾아온 친구처럼 거친 음식, 거친 생활, 소박한 꿈
을 가지고 세상을 살아가면 많은 면역세포가 생긴다.

영원한 '을'의 버킷 리스트

이 친구와 나는 야간 고등학교에서 만났다. 그는 전쟁 중에 부모를
잃고 고아원에서 자랐다. 낮에는 구두닦이를 하고 밤에는 학교를 다
녔다. 주경야독으로 중학교와 고등학교를 모두 마쳤다. 말은 그럴듯

한 주경야독이지만 낮에는 일하고 저녁에는 학교에서 졸거나 잠을 잤다. 학교에 간 날보다 가지 않은 날이 더 많았다.

학교에서는 공부보다 싸움을 더 많이 했다. 몸은 왜소했지만 야생 동물처럼 사나웠다. 하지만 정직하게 살았다. 주위의 많은 친구들이 교도소를 제집 드나들 듯 살았던 것과는 전혀 딴판이었다. 공부할 틈이 없다 보니 고등학교 졸업장만 있을 뿐 중학교 1학년생의 실력도 안 되었다. 평생 읽은 책이라곤 만화책을 제외하고는 거의 없었다. 한마디로 엄청나게 무식했다.

우리는 아주 가깝게 지냈으나 고등학교 졸업 후 각자 제 갈 길을 가느라 소식이 끊겼다. 그러다가 거의 반세기만에 다시 만났는데 폐암 말기라는 진단을 받고 나를 찾아온 것이다. 그가 전해 준 살아온 이야기는 한마디로 눈물겨웠다.

그는 여러 직업을 거쳐 고물상을 한 지 30년이 되었다. 중간에 사기를 몇 번 당해 모은 돈을 다 날렸다. 5년 전, 아내가 뇌경색으로 쓰러져 반신불수가 된 다음부터는 병원비, 간병비로 아파트를 날리고 전세 집으로 이사했다. 얼마 후에는 간병비를 감당하지 못해 다시 월세 집으로 옮겼다.

일 년 전부터 평생 안 걸리던 감기가 자주 왔다. 몸살과 고열로 애를 먹고 기침이 심하고 어깨가 유난히 아팠다. 아플 때마다 병원에 가서 주사를 맞았는데 주사를 한 대 맞으면 아픈 게 사라졌다. 매달 감기가 찾아오고 주사를 맞고, 다시 감기에 걸리고 주사를 맞고 하는 걸 반년 이상 반복했다.

의사는 큰 병원에 가보라고 했다. 암센터에서 정밀 검사를 한 결과, 폐암 말기였다. 병원에서는 수명이 6~7개월 남았는데 치료를 받으면 수명이 어느 정도 늘 수 있다고 했다.

그는 술을 마시지 않았다. 그러나 담배는 엄청나게 피웠다. 줄담배였다. 열세 살 때 길바닥에 버려진 꽁초를 피우면서 담배를 배웠다. 당시 양담배는 사회 지도층 인사가 피웠고 가난한 사람들은 필터가 없는 독한 담배를 피웠는데 그는 주로 길바닥에서 주운 담배를 애용했다.

여러 사람의 침이 묻은 꽁초를 그렇게 많이 피워도 감기나 이상한 병에 감염된 적이 없었다. 하루에 꽁초를 30개 이상 주워 피웠으니 30명의 침을 먹은 것이다. 1년에 만 개, 최소 5년간은 그 짓을 했으니 15만 명의 침을 먹은 셈이다. 당연히 그 침들 중에는 별의별 균들이 있다.

서럽고 힘들지만 정직하게 살아온 그는 평생을 '을'로만 살았기에 '갑'의 세계를 몰랐다. 모르면 부러울 것도, 탐날 것도 없다. 자기 신세가 서럽지도, 슬프지도 않다. 다 그렇게 살겠지 하고 만다.

위대한 삶도 없지만 시시한 삶도 없다. 시인 김장호는 '나는 을이다' 라는 시에서 다음과 같이 읊고 있다.

나는 을이다. 항상 부탁하며 살아가는
……
당신은 넘볼 수 없는 성체의 성주
당신 앞에 서면 한없이 낮아진다네
날 사준다는 보장은 없지만
당신의 눈도장을 찍느라 하루해가 모자라네
당신은 갑 노릇만 하고 난 을 역할만 하는지…

그는 자신의 폐가 아주 천천히 조금씩 좀먹고 있었지만 자신의 병을 치료하느라 병원에 줄 돈이 없었다. 아내의 간병 비용도 버거운 형편이었다. 더구나 병원에서 한가하게 누워 있을 시간도 없었다. 그래서 나를 찾아온 까닭도 죽는 날까지 일하다가 죽게 해 달라는 것이었다.

누구나 자신의 버킷 리스트*bucket list*가 있다. 대부분의 사람들은 세계일주 여행을 꼽는다. 고기도 먹던 사람이 먹고 여행도 해 본 사람이 한다. 그러나 그의 버킷 리스트는 단순했다. 해외여행은커녕 제주도도 못 가 본 그로서는 '일하다 죽기'였다.

즐겁게 일하면 힘든 노동도 보약

기운이 나야 일을 하고 일을 해야 신이 난다. 나는 그에게 불로초를 처방했다. 계피, 인삼, 겨우살이 뿌리, 홀아지좆, 마치현, 생강, 오미자를 주전자에 넣고 20분 정도 끓인 다음, 하루 정도 우려낸 후 음료수처럼 마시게 했다.

보름 후에는 이 허브 차에 느릅나무 껍질, 해당화 열매, 주엽나무 가시, 삽주 뿌리, 민들레, 겨우살이 꽃을 추가했다. 15년이나 된 낡은

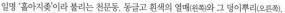

일명 '홀아지좆'이라 불리는 천문동. 동글고 흰색의 열매(왼쪽)와 그 덩이뿌리(오른쪽).

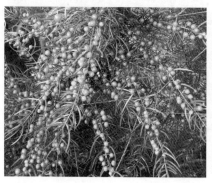
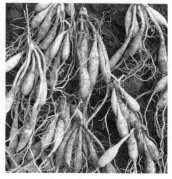

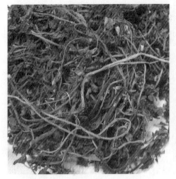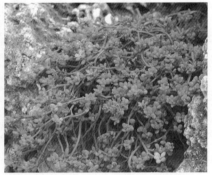

다육질의 한해살이풀인 쇠비름(오른쪽)과 그 잎, 줄기 등 전초를 그대로 또는 쪄서 말린 한약재 마치현(왼쪽).

봉고차를 끌고 다니는 그가 일하면서 먹을 수 있도록 허브 차를 보온 병에 넣어 갖고 다니면서 마시도록 했다.

또 콩, 현미, 마, 연근을 분말로 한 식사를 하도록 했는데 바쁜 일 과 중에 손쉽게 끼니를 때울 수 있게끔 이 분말을 허브 차에 섞어 마 시라고 했다. 이 허브는 몸을 따뜻하게 하고 폐를 활성화시킨다. 체 온이 높아져야 면역력이 커지기 때문이다.

이때 콩은 되도록 서리태를 쓰도록 했다. 속 푸른 검은콩인 서리태 는 가을 늦게 서리가 내린 후 추수해서 서리태라고 한다. 여느 콩은

콩과의 낙엽교목인 주엽나무. 이 나무의 가시를 조각자라 하여 약용한다.

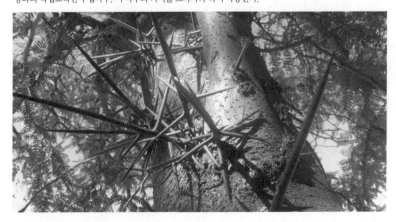

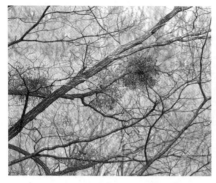
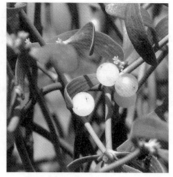

나무 줄기 위에 사는 착생 식물인 겨우살이(왼쪽)와 그 열매(오른쪽).

서리를 맞으면 표면이 쭈그러져 상품성이 떨어진다. 그런데 서리태는 서리를 맞아도 전혀 형태가 변하지 않는다. 추운 밤과 더운 낮을 겪어 날로 먹어도 비린내가 나지 않는다.

평생 몸에 좋은 약초를 안 먹던 사람은 약효가 빨리 나타난다. 내가 산골에서 상대한 환자들은 치료가 빨랐다. 그런데 도시에서 비슷한 환자들을 대해 보니 열 배 이상 힘들고 백 배 이상 치료가 더뎠다. 쓸데없는 지식과 약물 남용의 결과였다.

오랫동안 고물상 일을 해 오던 그는 무거운 물건을 많이 들어 무릎

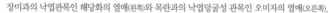

장미과의 낙엽관목인 해당화의 열매(왼쪽)와 목란과의 낙엽덩굴성 관목인 오미자의 열매(오른쪽).

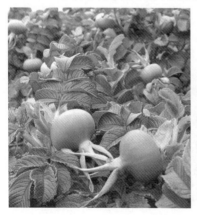
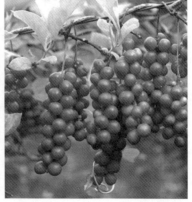

이 아팠다. 나는 닭발에 우슬인 쇠무릎지기를 넣고 묵이 되도록 고아서 하루 서넛 차례 간식으로 먹으라고 했다.

묵을 먹은 지 한 달이 지났다. 그가 먹은 닭발의 효과는 아주 우수했다. 무릎이 덜 아파 일하는 게 전보다 수월해지고 수입도 늘었다.

세상에는 노동이나 운동이 따로 없다. 즐겁게 일하면 노동도 보약이고, 악을 쓰고 운동을 하면 독약이 된다. 또 가난한 사람은 돈벌이가 잘 되는 게 제일 즐겁다. 가난한 사람의 최고의 힐링은 돈벌이다.

그동안 무릎 수술이나 뼈 주사를 수없이 권유받았지만 모두 거절한 그의 판단이 옳았다. 무릎 때문에 병원 치료를 받은 고물상 동료들은 거의 무릎 불구자가 되어 거친 일을 하지 못했다. 그들은 글루코사민 따위의 약이나 기능성 식품을 복용했지만 그 어느 것도 무용지물이었던 것이다.

바쁘게 사는 사이에 그의 생존 시효 기간이 지나갔다. 어느 날, 연락이 왔다.

"나, 아직 안 죽고 더 튼튼하게 살아 있네."

"자네 암세포가 똑똑하군. 자네가 죽으면 저도 죽으니 어찌됐건 자네가 오래 살았으면 할 거야. 암세포가 하느님, 부처님에게 열심히 기도를 할 거다."

건강의 심볼은 맥

그가 천연 항생제 차를 마시고 닭발을 먹으면서 즐겁게 일한 지 일년이 지났다. 나는 병원에 가서 검사를 해봤냐고 물었다. 그는 검사를 하면 좋아지고 검사를 안 하면 나빠지느냐고 되물었다. 그러면서 자신의 버킷 리스트대로 살고 있는데 더 이상 뭘 바라느냐고 했다.

프랑스의 철학자 몽테뉴는 '죽는 법을 배운 사람은 노예가 안 되는 법을 배운 셈이다' 라고 말했다. 또 로마의 철학자 세네카는 '잘 죽는 법을 알지 못하는 자는 잘 살지도 못한다'고 했다. 죽음을 공부하는 것은 자유를 공부하는 것이다. 죽음을 피하려 든다면 우리는 절대 자유롭지 못하다.

나는 그가 죽음을 직시하고 죽음은 삶과 하나라는 지혜를 얻었다고 믿는다. 그가 스님이라면 해탈을 했거나 득도를 한 것이라고 말하고 싶었다. 물론 해탈을 했다는 고승들이 엄청난 돈을 미국 병원이나 한국 병원에 주며 너절하게 죽는 걸 봐왔기에 그런 말은 피했다. 한마디로 그는 처절하게 고통스런 생활을 통해 죽음을 알았고 자유를 얻었다.

말기 암 환자는 매가리가 없다. 매가리가 생겨야 기운이 나고 일할 수 있다. 내가 그에게 처음 준 허브는 인삼, 겨우살이 뿌리, 오미자였다. 이 세 가지 허브는 생맥산生脈散이란 처방으로 중국의 명의 이동원이 만든 처방이다. 맥이 살아야 병을 이길 수 있다는 것이 처방의 핵심이다.

다음으로 그에게 강조한 음식 처방은 장의 기능을 살리는 음식이다. 장의 미생물이 활성화되어야 면역력이 커진다. 닭발 처방은 무릎을 치료해 그가 일을 더 할 수 있게 했다. 즐겁게 일을 더 하자 면역력이 커졌다. 면역력이 커지자 그는 더욱 더 일을 했다. 그가 즐겁게 일을 할 수 있는 한 암세포는 그에게 백기를 들 것이다.

그의 버킷 리스트가 제대로 움직이고 있다. 그 마침표가 언제일지는 아무도 모른다.

신장 투석을 막아 낸 비방

신장 투석 없이 살고 싶다

하루는 50대처럼 보이는 35세의 여인이 찾아왔다. 새벽에 거제도에서 출발했다면서 여러 시간을 차에 시달린 탓인지 거의 초주검이 된 모습이었다. 중국 길림성에서 태어나 열아홉 살 때 거제도로 시집을 온 조선족 여인이었다.

그녀는 남편과 세 자녀를 둔 전업 주부였다. 10년 전에 둘째 딸을 낳고 나서 콩팥이 나빠지기 시작했는데 언젠가부터 소변을 볼 때마다 거품이 생기기 시작했다. 전에는 잠들면 옆에서 굿을 해도, 누가 업어 가도 모를 정도로 깊은 잠에 빠졌는데 소변에 거품이 생기면서부터는 자다가도 통증으로 네댓 차례 잠을 깨곤 했다. 허리가 끊어지게 찌르듯 아파서 한참을 괴로워하다가 잠들곤 했다.

주위 사람들은 디스크에 걸린 것이라고 했다. 그래도 꾹 참고 견디다가 5년 전에 셋째 아이를 출산하면서 만성 신부전증이란 진단을 받았다. 의사는 4단계까지 왔으니 투석을 준비하라면서 어쩌면 투석을 하다가 신장 이식을 해야 할지도 모른다고 했다. 신장 기능이 5기로 들어서면 치료 방법은 이식과 투석의 두 가지뿐이다. 미국 의학계의 통계에 따르면, 신장 투석을 하면 80%가 1년 이상, 64%가 2년 이상, 33%가 5년을, 10%의 환자가 10년 이상을 산다.

하늘이 캄캄했다. 남편과 어린 세 아이들과 살아야 하는데 투석, 그 다음엔 이식이라니…. 죽음이 커다랗게 입을 벌리고 자신이 다가오기를 기다리고 있는 모습이 자꾸만 머릿속에서 어른거렸다.

담당 의사는 무리한 운동을 피하고 적당히 움직이라고 했다. 또 한약은 절대 먹지 말고 처방해 준 식이요법을 철저히 지키라고 당부했다. 현재의 상태를 유지하다가 나빠지면 투석을 해야 한다는 것이었다. 이들의 말대로 하면 먹을 음식은 거의 없고 얼마 후엔 투석을 해야만 했다. 먹어야 살고 맛있게 먹어야 사는 맛이 있는데 제대로 먹을 게 없으니 굶어 죽을 판이었다. 위로는커녕 절망적인 말만 던지는 의료진이 엄청 미웠다.

우울증이 심하게 왔다. 절망 속에서 다가올 죽음을 두려워하고 잔뜩 겁을 먹고 있었으니 당연한 결과였다. 하루에도 수십 번, 수백 번 죽음을 생각했다. 남편에게 엄청나게 신경질을 부리고 자식들에겐 짜증나게 한다면서 손찌검을 밥 먹듯 했다. 매일 누워 잠만 잤다. 눈 뜨면 멍한 채 TV만 봤다. 한마디로 죽을 짓만 골라 하고, 죽을 날만 기다리는 증오심 가득 찬 사형수처럼 생각하고 행동을 했다.

작약과 산사의 효능

어느 날, TV를 보다가 우연찮게 박권숙 시조시인의 이야기를 들었다. 고등학교의 국어 교사였던 박 시인은 만성 신부전증 진단을 받고 부친으로부터 신장 이식을 받았지만 거부 반응이 오면서 기약 없는 혈액 투석의 길로 들어섰다. 그러다가 동생에게 다시 신장을 이식받은 뒤, 합병증 때문에 투병 생활을 계속하고 있다. 박 시인은 죽음의 공포에 분노하면서 무생물처럼 누워 있다가 '시조는 선택의 여지가 없는 단 하나의 길'이라면서 벌떡 일어났다고 했다.

내 오십 벼랑까지 내몰린 소 한 마리
밤마다 은월도에 꺾어진 우각 한 쪽

빛나는 호를 그리며
허공 속에 던져진다

죽음을 붙들고 빛이 일어서는 법을
다시 숨을 부풀려 첫발을 딛는 법을

새파란 실눈을 뜨고
가을밤이 보고 있다

이 시는 박권숙 시인의 시 '초승달 환상곡'이다.

나를 찾아온 여인은 '불행은 나의 재산'이라면서 병고를 창작의 원동력으로 삼은 박권숙 시인의 이야기에 감동을 받았다고 했다. 그러면서 자신의 모습을 돌아보니 살려고 기를 쓰지 않고 죽으려고 발버둥치는 어리석은 모습을 발견했다는 것이다.

'내가 어느 틈에 이런 바보가 됐을까. 중국에서 모진 고생을 하고 시집와서도 정말 수많은 어려움을 이겨 냈는데…. 이제 애들과 살 만한데 투석을 해야 한다는 말에 죽으려고 기를 쓰다니…. 이제부터라도 죽을 각오로 몸을 움직여 건강을 되찾자. 건강하게 살면서 애들을 키워야지.'

나는 그녀에게 걷기와 식이요법, 허브 처방을 해 주었다.

우선 그녀는 시간 나는 대로 평지 길, 산길을 닥치는 대로 걸었다. 걸을 때마다 두 걸음을 들이 쉬고 세 걸음을 내쉬는 출장식 호흡을 하면서 '이 한 걸음, 한 걸음이 나를 살린다' '긍정적인 생각이 나를 살린다'는 말을 주문처럼 중얼거렸다. 평소 산길을 조금만 걸어도 힘들었는데 죽을 각오로 걷자 오히려 기운이 났다.

작약, 황기, 산사를 진하게 달여 먹자 일주일도 안 돼 하혈이 멎었다. 그녀의 고향 길림성에는 수십만 평 규모의 산사 농장이 널려 있다. 그들은 이 산사로 과자를 만들어 먹거나 잼을 만든다.

'그 흔한 산사가 하혈에 특효약이라니….'

산사는 장미과에 속하는 찔광이나무의 열매로 '아가위'라고도 부른다. 중국 명나라 때 이시진이 펴낸 본초강목에는 소화제, 특히 고기를 먹고 체한 데 잘 듣는 약재라고 했다.

중국 길림성에 많은 산사나무. 식용 또는 약용하는 붉은색 열매를 산사 또는 산사자라 부른다.

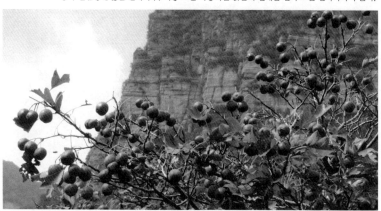

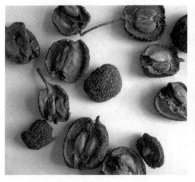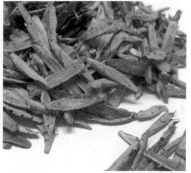

산사나무의 열매인 산사(왼쪽)와 황기의 뿌리 껍질을 벗겨 말린 한약재 황기(오른쪽).

산사는 엄청나게 신맛이 난다. 이 신맛이 수렴 작용을 해서 하혈을 잡는다. 작약, 황기와 같이 쓰면 주마가편走馬加鞭이다. 작약, 황기, 산사는 남자들이 전립선으로 소변에 피가 나올 때도 잘 듣는다. 전립선 수술을 해야 할 환자는 이 처방만으로 사내 구실을 할 수 있다.

혈소판이 부족한 사람도 작약에 아가위를 적절히 배합해 사용하면 그 수치가 많이 호전된다. 신장병 환자의 혈뇨, 단백뇨, 결핵 환자의 혈담도 치료가 어려운 병이지만 작약과 아가위를 쓰면 쉽사리 치료된다.

우리나라 중북부 지역에 자생하는 황기. 강원도 정선의 황기가 유명하다.

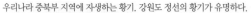

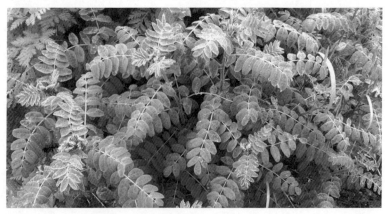

혈액과 관련된 증상에는 작약이 황제나 다름없다. 작약 중에서도 약효가 가장 으뜸인 게 강작약이다. 강작약이란 강원도 산에서 자라는 자연생 작약, 즉 산작약을 가리키는 말로 일반 작약과 약효를 비교할 때 거의 천종산삼과 장뇌의 차이다.

작약은 함박꽃이라고도 하는데 그 뿌리를 약용으로 쓴다. 작약의 약성가에는 '복통과 이질을 멈추게 하고 수렴 작용과 보익에 좋다. 다만 약성이 차가워 속이 냉한 사람은 조심해 써야 한다'고 되어 있다. 작약은 '피오니peony'라고도 하는데 여배우 심은하가 결혼할 때 작약 꽃으로 만든 부케를 들어 젊은 여인들의 로망이 되기도 했다.

질병 치료에서 중요한 것은 나 자신

현대 의학은 항생제의 발견으로 발전한 의학이다. 항생제는 종군 의사였던 알렉산더 플레밍이 제1차 대전 말기에 발견했다. 플레밍은 상처를 입은 군인들에게 소독약을 발랐는데 소독약이 오히려 상처를 더 악화시켰다. 어찌해서 이런 일이 생길까. 소독약은 세균과 세균을

산작약은 일반 작약과 같이 붉은 색의 꽃이 피지만 키가 작고 꽃이 완전히 열리지 않는 것이 다르다.

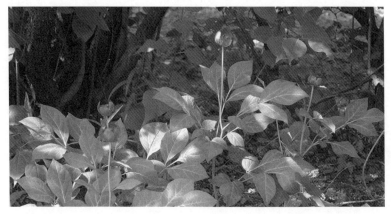

잡아먹는 면역세포를 같이 죽인다. 살아남은 세균이 상처에서 빠르게 번식을 하자 상처는 더 빨리 썩어 버렸다. 그냥 놔두면 인체의 면역세포가 활동해 세균을 이길 텐데….

플레밍이 발견한 항생제는 푸른곰팡이였다. 이 보잘것없는 푸른곰팡이가 2차 대전 때 부상당한 많은 군인을 살렸다. 이후 세균성 질병에 걸린 많은 사람의 목숨이 죽음에서 벗어났고, 그 바람에 항생제는 만병통치약이 되고 제약계의 지존이 되었다.

지구상에서 질병이 사라지는 듯했다. 그러나 큰 영광에는 언제나 큰 그늘이 생긴다. 항생제는 남용이라는 어둠을 만들었다. 항생제의 과다 사용은 설사, 알레르기, 발진, 질염, 질의 진균 감염, 하혈을 일으킨다. 심지어 치명적인 알레르기 반응이나 간질환, 심각한 피부 반응 따위의 부작용도 생긴다.

전 세계가 항생제 남용으로 항생제가 소용없는 내균성 출혈이라는 대재앙을 맞았다. 위축성 위염, 궤양성 대장염, 혈뇨, 단백뇨 등은 더 이상 항생제로 낫지 않는 재앙성 질환이 되었다. 위축성 위염은 위암을 기다리고, 궤양성 대장염은 대장암을 기다리고, 신장성 하혈은 투석과 신장 이식을 기다린다. 항생제 남용으로 생긴 병은 현대 의학의 사각지대가 되었다.

어쨌든 현대 의학이 해결하지 못하던 여인의 하혈을 작약과 황기, 산사가 치료했다. 그녀는 하혈이 멈추고 출장식 호흡, 걷기, 식이요법을 한 지 두 달도 안 돼 변비, 두통, 소화 불량이 사라졌다. 몇 년 전, B형간염 진단을 받은 후부터 옆구리가 약간 묵직하거나 아팠고 수시로 오른쪽 갈비뼈가 바늘로 콕콕 쑤시는 느낌이 있었는데 이런 증세도 같이 없어졌다. 작약, 황기, 산사가 간과 신장에 도움이 된 것이다.

그녀는 나의 처방대로 하면서 매달 병원에 갔다.

"전 달엔 콩팥 수치가 4.9였는데 이번엔 4.6으로 좀 내려갔어요. 그리고 전 달까지 있던 단백뇨도 이젠 없어요."

절망스러운 말만 듣다가 즐거운 소식을 듣게 되니 매달 병원에 가는 날이 소풍 가는 날처럼 가슴이 설레었다. 그녀는 간혹 몸이 붓거나 눈덩이가 부어도 개의치 않았다. 이제는 병에 신경 쓰거나 속을 끓이지도 않았다. 건강할 때처럼 생각하고, 건강할 때처럼 움직이고 살아가기로 했다. 건강해지고 불치병을 고치는 비방을 알았으니 전혀 두려움이 없었다.

병을 치료하는데 가장 중요한 것은 나 자신이고 나의 마음이다. 욕심, 질투, 시기, 미움 등을 위파사나 호흡과 걷기를 통해 줄이고 하늘이 준 사랑하는 남편, 소중한 아이들과 기쁘게 산다면 병은 자연히 물러간다. 전에는 날마다 병을 고쳐 달라고 하느님에게 울면서 기도했다. 그러나 기도에만 매달려 울부짖는 것은 올바른 태도가 아니다. 여인은 따뜻한 마음가짐, 이웃을 배려하는 마음씨와 행동이 더 중요하다는 것을 알았다.

처음 병원에 갔을 때 만성 신부전증 약, 혈압 약, 고칼륨 혈증억제제, 탄산칼륨 약, 악성 빈혈제 등을 처방해 주었다. 과연 이 많은 약들을 다 먹어야 하는가. 아니면 약을 다 끊고 동종요법인 대체의학과 운동만 할 것인가. 그녀는 고민하지 않았다. 병원 약과 허브를 같이 이용했다. 그 결과, 건강을 되찾을 수 있었다. 꿩을 못 잡으면 매가 아니다. 병을 못 고치면 약이 아니다.

암은 질병이 아니야, 노화 현상일 뿐이라고

죽으려고 단식하는 남자

나이가 드니 마음 놓고 고무줄 바지를 입을 수 있는 것처럼 나 편한 대로 헐렁하게 살 수 있어서 좋고, 하고 싶지 않은 것을 안 할 수 있어 좋다. 다시 젊어지고 싶지 않다. 하고 싶지 않은 것을 안 할 수 있는 자유가 얼마나 좋은데 젊음과 바꾸겠는가. 다시 태어나고 싶지 않다. 살아오면서 볼꼴, 못 볼꼴 충분히 봤다. 한 번 본 거 두 번 보고 싶지 않다. 한 겹 두 겹 책임을 벗고 가벼워지는 느낌을 음미하면서 살아가고 싶다. 소설도 써지면 쓰겠지만 안 써져도 그만이다.

이 글은 여류작가 박완서가 노년에 쓴 글의 한 대목이다. 작가는 암세포가 몸에 들어왔지만 그냥 삶의 한 부분으로 여기면서 살았다. 김수환 추기경 역시 암세포를 노화의 한 단계로 보면서 고통 없이 세상을 하직했다.

식도 일부와 위장을 잘라 내는 수술을 받은 한 사장 역시 이들처럼 암세포를 인생의 한 과정으로 보면서 7년째 승합차에서 먹고 자는 거친 생활을 해오고 있다. 그는 내가 산골에서 한약방을 할 때, 내 친구들과 같이 자주 찾아와 건강에 관한 자문을 받곤 했었다.

70대인 한 사장은 7년 전에 수술을 받고 나서부터 딱딱한 음식을 먹을 수 없었다. 자극성 있는 액체 음식, 약이나 한약 따위를 먹으면 심한 통증이 왔다. 수술을 한 게 후회되었다.

'암은 질병이 아니라 노화 현상이라던데 공연히 칼질을 대는 바람에 이 꼴이 되고 말았네. 어쭙잖게 돈 좀 있어 화를 자초했어. 늙으면 이빨 빠지고 머리카락이 희어지고 허리가 굽고 종기가 생기는 게 당연한데…. 맥아더 장군은 '노병은 죽지 않고 사라질 뿐'이라고 말했는데 암 환자도 마찬가지야. 암으로 죽는 게 아니야. 먹지 못해 사라지는 거지.'

그는 평생 술을 마셨다. 사업에는 술이 필요악이었다. 수술을 받고도 술을 마셨다. 매끼마다 백세주 한 잔을 마시면서 낙지 국물이나 소고기 국물을 한 그릇씩 마셨다. 이게 식사의 전부였다.

나는 찾아온 그에게 장 미생물의 활성화에 도움을 주는 식이요법을 처방해 주었다. 그는 내 처방대로 저항성 탄수화물이 많은 통귀리, 통밀, 현미, 연근, 다시마, 마, 흰 강낭콩으로 죽을 쒀서 그 물을 마셨다.

작지만 탁월한 기술개발 능력으로 대기업 못지않은 중소 기업체를 운영하는 그는 회사의 경영권을 아들에게 위임했다. 물려준 게 아니라 임시로 맡긴 것이다.

그는 죽는 날까지 현직에 있겠다고 마음먹었다. 현직에서 물러난 동료들이 요가나 참선, 등산, 여행 따위로 세월을 보내는 것이 한심하게 보였고 컴퓨터에 하루 종일 앉아 증권으로 돈을 버는 친지들이 우습게 생각되었다. 일이 없으면 죽은 목숨이고 생불여사生不如死라고 믿었다.

간헐적으로 심한 통증이 왔다. 그럴 때마다 진통제 대신 단식을 했다. 건강해지려고 단식을 한 게 아니라 죽으려고 단식을 했다. 하루라도 빨리 죽으려고 물도 마시지 않았다. 마약성 진통제를 써서 멍한 상태로 사는 것을 원치 않았고, 그것은 결국 정박아나 치매 환자처럼 되어 죽는 것이나 다름없다고 생각했다.

그런데 이상한 현상이 생겼다. 죽음을 향해 단식을 한 지 하루나 이틀이 지나면 통증이 사라졌다. 통증이 오면 단식하고, 또 통증이 오면 단식하고…. 이런 일이 여러 번 반복되자 어느 날부턴가 통증이 사라졌다. 살기도 힘들지만 죽는 것도 그리 녹록치 않았던 것이다.

유서를 지닌 채 방랑 생활을 하다

어느 날, 현실이라는 굴레의 억압에서 벗어나 본인이 원하는 대로 행동하는 자유인 조르바를 그린 그리스의 작가 카잔차키스의 《희랍인 조르바》를 읽다가 크게 느낀 바가 있었다. 가장 눈길을 끄는 대목은 조르바가 임종을 맞는 마지막 장면이었다.

"나는 무슨 짓을 했건 후회는 않았다고 전해 주시오. 내 평생 별별 짓을 다 했지만 아직도 못한 게 있소. 아, 나 같은 사람은 천 년을 살아야 하는 건데."
유언이 끝나자 그는 침대에서 일어나 시트를 걷어붙이며 일어서려 했다. 말리는 사람들을 한쪽으로 밀어붙이고 침대에서 내려 창가로 갔다. 거기에서 그는 창틀을 거머쥐고 먼 산을 바라보다 눈을 크게 뜨고

웃다가 말처럼 울었다. 창틀에 손톱을 박고 서 있는 동안 죽음이 그를 찾아왔다.

그가 보기에 소설 속의 주인공 조르바는 자유인인지, 무책임한 인간인지 아리송했다. 하지만 죽음 여행이라도 조르바처럼 해야겠다는 생각이 들었다. 조르바처럼 멋대로 다니고 멋대로 지내다가 죽고 싶었다.

승합차에 취사 도구와 취침 장비를 갖추고 집을 나섰다.

일행은 '부시맨'이라 불리는 진돗개 잡종 하나였다. 10년 이상을 기른 이 잡종 개는 미국 대통령을 지낸 부시처럼 겉으로는 좀 모자란 듯 보이지만 엄청나게 영리했다. 부시 대통령은 명문대 출신으로 영리한 편이지만 멍청한 듯 실수를 자주 했다. 미국인들은 영화 '부시맨'의 원주민처럼 띨띨하다고 하여 부시 대통령을 '부시맨'이라고 불렀다. 부시 대통령 역시 사람들에게 "나, 부시맨이야!" 하고 너스레를 떨기도 했다.

한 사장은 차가 갈 수 있는 곳이면 어디든지 마음 내키는 곳으로 갔다. 예정도 없었고 계획도 없었다. 그저 기분 내키는 대로 움직였

거친 음식과 거친 생활이야말로 최고의 건강을 지키는 불로초다.

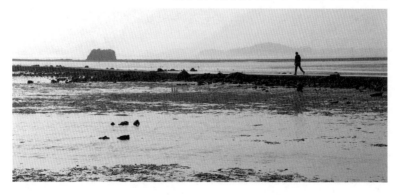

다. 개고기와 오리 고기, 소고기 삶은 물을 좋아했지만 유일한 친구인 잡종 개 '부시맨'을 생각해서 개고기는 먹지 않았다. 바닷가에 가면 생선 몇 마리를 잡아 백숙으로 삶은 후 그 물을 마셨고 그 지역에서 나는 과일, 채소도 골고루 먹었다.

어느 날, 전라도 바닷가에서 10여 마리의 낙지를 샀다. 그의 실력으로는 개펄 속에 있는 낙지를 잡을 수 없었기에 시장에서 샀다. 낙지를 몽땅 넣고 고아 그 물을 마셨더니 오랜만에 하체가 묵직했다. 이 지역에서는 골골하는 소에게 큰 낙지를 몇 마리 먹이면 펄펄 난다고 하는데 과연 명불허전名不虛傳이었다. 건더기를 허겁지겁 먹은 '부시맨'도 늙은 개답지 않게 지나가는 암캐를 노려보는 것 같았다.

그는 아주 고약한 날씨가 아니면 승합차에서 자면서 거친 생활을 계속했다. 말년에 천막을 가지고 미국 전역을 돌아다닌 발명왕 토머스 에디슨과 자동차 왕 헨리 포드를 멘토로 삼은 것이었다.

비가 억수로 퍼붓는 어느 날, 포드는 에디슨에게 롯지에 들어가 자자고 했을 때, 70대의 에디슨은 "사나이는 날씨가 아무리 험해도 천막에서 자는 거야" 하면서 뜻을 굽히지 않았다고 전한다. 이때는 돈이 많으면 유명한 여배우를 데리고 대서양 유람선을 타는 게 큰 자랑이었던 시절이었다.

방랑 생활을 계속하면서도 통증은 찾아왔다. 그럴 때마다 단식을 하면서 견뎠다.

단식요법은 사람마다 편차가 심해 단정 짓기 어렵다. 죽을 작정을 한 사람에게는 도움이 된다. 살려고 애쓰는 사람은 단식을 하다가 낭패를 보는 수가 많다. 그의 큰아버지는 사고로 부인과 아들딸을 한꺼번에 잃고는 곡기와 물을 끊은 지 닷새 만에 죽었는데 그는 살아 있는 것이다. 물론 어느 땐가 통증이 심하게 오는 날, 그는 또다시 단식하면서 세상을 마감할 준비를 하고 있다. 주머니에는 가족에게 보내는 유서가 들어 있다.

'나 죽거든 아무에게도 알리지 말고 가까운 화장터에 가서 화장을 해 다오. 유골은 근처 바다에 뿌려 다오.'

그러나 한 사장은 본인이 예상한 것보다 훨씬 오래 살고 있다. 거친 음식 미음과 소고기 국물, 술 한 잔, 그리고 주머니에 있는 유서가 불로초 역할을 하고 있는 것이다. 만일 그가 대다수의 부유한 사람들처럼 미국의 유명 병원에 가서 백만 달러 이상을 쓰고 병원 특실에 누워서 특별 진료를 받거나 수천만 원짜리 비방 약을 쓰며 목숨을 구걸했다면 어찌 됐을까.

잡종 개 '부시맨'은 죽었다. 17년을 살았으니 개로서는 100살이 넘은 거다. 한 사장은 바닷가 언덕에 '부시맨'을 묻고는 눈물을 흘렸다. 모친이 돌아가신 후 처음 울었다. 사랑이란 항상 서로 말하고, 서로 보고 듣고 옆에서 같이 지내야 생기는 현상이다. '부시맨'은 수십 명의 친척들보다 수십 배 가까웠고 수백 명의 친지보다 수백 배 가까운 사이였다.

"내가 먼저 죽을 줄 알았는데 네가 먼저 가다니…. 이놈아! 늙고 병든 나를 두고 먼저 가다니…."

오늘도 이 땅의 어딘가에서 한 사장의 승합차는 굴러가고 있을 것이다.

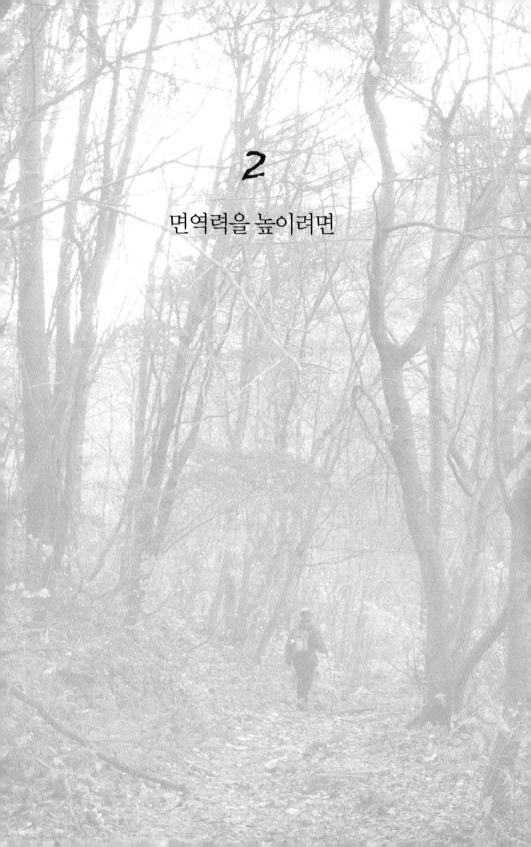

2

면역력을 높이려면

감정에 충실하면 면역력이 커진다

'다이애나 효과'라는 말이 있다. 실컷 울었더니 카타르시스를 느낀다는 뜻이다. 1997년 영국의 다이애나 왕세자비가 불의의 교통사고로 생을 마감하자, 영국 전역은 큰 슬픔에 빠져들었고 많은 사람이 눈물을 흘리며 그녀의 죽음을 애도했다. 그 후, 영국의 병원에서는 우울증 환자의 방문이 절반 이상 줄었다는 조사 결과가 발표되었다. 정신과 의사들은 이를 가리켜 '다이애나 효과'라는 이름을 붙였다.

심장이 나빠도 신장부터 살펴야

확실히 슬플 때 잘 우는 사람은 병에 덜 걸린다. 우스울 때 잘 웃는 사람도 병에 덜 걸린다. 눈물과 웃음은 신이 인간에게 준 치유의 선물이고 면역력의 창고다. 슬프면 울고 즐거우면 웃는 게 좋다. 잘 우는 것, 잘 웃는 것이야말로 면역력을 높이는 지름길이다. 감정에 충실하지 못하고 이성적으로만 살면 면역력은 떨어진다. 신학을 전공한 50대 후반의 박 교수가 그 전형적인 예다.

8년 전, 작은 양성 종양을 절제하는 신장 수술을 받았던 그는 얼마 전부터 몹시 피곤했다. 전과 달리 하루 종일 피곤했고 아무리 자도, 아무리 쉬어도 역시 피곤했다. 학교 뒤에 있는 급경사의 산길을 전에는 빠른 걸음으로 30분 안에 올라갔는데 요즘에는 산길만 봐도 숨이 찼다.

병원에서는 부정맥이 심하고 심장판막이 정상이 아니라고 했다. 약을 처방하면서 심장 수술을 권하는 의사의 말에 심근경색으로 쓰러졌다가 심폐 소생술로 생명을 구한 삼성그룹 이건희 회장이 떠올랐다.

심근경색은 심장마비의 이웃이고 심폐 소생술은 시간과 다투는 전쟁이다. 심장이 5분간 멎으면 뇌세포가 파괴되고 시간이 조금 더 지나면 죽음에 이른다. 심폐 소생술은 가슴에 3~5㎝ 깊이로 1분에 100번이 넘는 압박을 가해야 한다. 심장마비 후 4분 안에 심폐 소생술을 하면 생명을 구할 수 있다.

"빠를수록 좋습니다. 준비하세요."

그러나 그는 맘속으로 '이거 재벌도 별 수 없는 병 아닌가' 하는 생각에 겁부터 났다. 이대로 병원에서 처방해 주는 약만 먹다가 덜컥 심장마비가 올 것 같았다.

그는 자연치료에 눈을 돌렸다. 자연치료가 안 되면 수술하기로 작정했다. 그가 장로로 있는 교회의 신도 중에 심한 부정맥 환자가 있었는데 의사의 수술 권유를 물리치고 허브와 식이요법, 호흡법으로 심장병을 고쳤다는 이야기를 들은 것이다.

그가 나를 찾아왔다. 나는 먼저 신장을 튼튼하게 하는 처방부터 필요하다고 했다. 그러자 그는 신장이 아픈 게 아니라 심장이 나쁘다면서 의아해 했다.

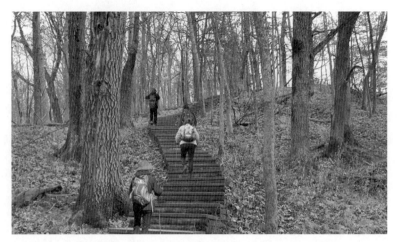

단단히 경직되어 있는 몸, 특히 스트레스와 같이 근육 경직을 풀지 않으면 어떤 약도 소용없다.

신장은 혈관 덩어리로 노폐물을 걸러 주는 장기다. 신장에서 깨끗한 피를 걸러내 심장으로 보내야 심장이 제 기능을 한다. 뇌경색 치료도 마찬가지다. 뇌를 아무리 들여다봐도 뇌신경이 좋아지지 않는다. 신장에서 깨끗한 피를 뇌혈관에 보내야 뇌경색이 치료된다. 현대의학은 심장, 뇌만 들여다보다 잘못되면 절단하고 꿰맨다.

더욱이 그는 신장 수술을 받은 다음부터 고혈압 약을 먹었다. 열심히 먹었으나 혈압 약의 단위는 높아만 갔다. 약을 먹지 않으면 혈압 수치가 150/100mmHg을 나타냈다.

1987년 일본 후생성이 정한 노인의 혈압 기준치는 180/100mmHg이었다. 그런데 2008년에는 이 수치가 130/85mmHg이 되었다. 이후 혈압 약의 판매량은 엄청나게 늘어났다. 이제는 고혈압보다 고혈압 치료가 더 위험하다는 임상 결과가 나왔다. 혈압 약을 많이 먹으면 뇌혈관이 고장 나는 뇌혈전이 생길 가능성이 높다고 일본 의학계는 주장하고 제약회사는 절대 아니라고 맞서고 있다.

박 교수는 정상 혈압이나 다름없었다. 그런데도 8년간 엄청난 혈압 약을 쓸데없이 복용하고 혈관만 나쁘게 만든 셈이었다.

경직된 몸부터 풀어라

한참 동안 내 말을 듣고 난 그는 고개를 끄떡였다. 내 처방을 신뢰한다는 뜻이었다. 나는 먼저 단단히 경직되어 있는 몸부터 풀라고 했다. 특히 스트레스와 같이 근육 경직을 풀지 않으면 어떤 약도 소용이 없다는 점을 강조했다.

그는 잘 웃지도 않았고 울지도 않았다. 즐거움이란 오직 전공인 신학과 철학 관련 책을 보고 기도하는 것뿐이었다. 그리스의 작가 카잔차키스는 저서 《희랍인 조르바》는 이렇게 말하고 있다.

"맛있는 음식이 싫어질 때까지 실컷 먹어라. 다시는 그 음식에 미련이 남지 않을 때까지…. 성직자는 금욕이 능사가 아니다. 실컷 계집질을 해 다시는 계집 생각이 안 나게…. 그래야 간음에서 해방된다. 여자를 보고 십계명을 어기고 반성하고…. 이런 유치한 짓을 하려면 애당초 성직자를 하지 마라."

박 교수는 여자에 초연하지 못했다. 50대의 그는 여전히 풍채 좋고 인물이 수려하여 강연장에서 여자들에게 인기가 많았다. 그러나 부인은 오히려 남편을 우습게 여겼다.

'병신, 집토끼도 못 잡는 주제에….'

실제로 박 교수는 1시간에서 1시간 30분 간격으로 소변을 보고 밤에는 자다가 다섯 번 이상 소변을 보러 일어나기 일쑤였다. 발기가 안 된 지도 5년이나 지났다. 한마디로 그는 수십 년간 한시도 긴장을 풀지 않은 채 살았다. 오직 이성에 의지해 살아오면서 감성을 죄악으로 여긴 탓에 온몸이 단단히 경직되어 있었던 것이다.

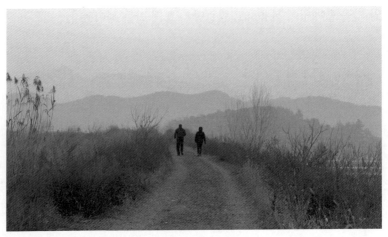
감정에 충실하지 못하고 이성적으로만 살면 면역력이 떨어진다.

나는 그에게 감정에 충실하고 여자에게 초연해지는 길을 택할 것을 권했다. 그날부터 그는 똑같이 신학을 전공한 부인과 인간적인 교감을 시작했다. 엄숙과 경건을 인생의 외길로 삼았던 부부로서는 처음으로 새로운 도전에 나선 것이다.

먼저 강연이나 책 읽기를 멀리하고 틈나는 대로 걸었다. 식이요법과 케겔 호흡법을 곁들였다. 그러면서 부인과 함께 틈나는 대로 포르노물을 봤다. 우리나라뿐만 아니라 일본, 미국, 유럽 등에서 제작된 것들을 봤다. 거의 100여 편이었다. 특히 부인은 E. L. 제임스의 《그레이의 50가지 그림자》를 비롯한 포르노 소설을 구하는 대로 읽었다. 두 사람으로서는 인터넷의 포르노 소설이나 포르노 영화를 거의 다 본 셈이었다.

그들 부부가 나를 찾아온 지 석 달이 지났다. 처음 찾아왔을 때에는 근엄하고 냉기가 돌고 엄숙하고 딱딱한 얼굴이었던 것과는 완전히 딴판이었다. 무척 온화한 모습이었다. 박 교수는 병원에서 심장약을 절반으로 줄여 처방한다고 했다.

"이제는 우리 부부 관계도 30대처럼 됐어요. 집사람이 그렇게 섹시한 여자인 줄 몰랐어요. 아주 딴 여자가 됐어요. 더 큰 수확이 있어요. 이제는 젊은 여자가 곁에 있어도 십계명을 어기지 않아요."

경직된 몸을 풀고 신장 치료를 하자 더 이상 심장병의 공포를 느끼지 않게 된 것이다. 6개월이 지나자 병원에서는 약 처방을 그만두고 다달이 검사만 받도록 했다.

심장병, 뇌경색에서 벗어나려면 신장에서 걸러 보낸 깨끗한 피가 가장 중요하다. 신장이 좋으면 모든 게 좋다. 특히 가정의 평화가 찾아온다.

땅꾼이 대체의학의 대가가 되다

"겨울에 쌀을 먹고 여름에 보리를 먹어야 보양이 되는 이유가 무엇이
냐?"
한양에 의원 시험을 보러 가는 아들에게 아버지가 물었다.
"제철에 나는 곡식이기 때문이지요."
아버지가 근엄하게 말했다.
"적어도 의원의 답은 그래서는 안 되느니라. 엄동설한에 쌀밥을 먹는
것은 천지가 음기로 찬 겨울에 따가운 땡볕 속에서 영근 쌀로 양기를
취하여 음양 조화를 지니려는 것이며, 한여름에는 엄동의 눈밭에서
자란 보리의 냉기를 취하여 모자라는 음기를 보충하려는 것이야."

위의 글은 작가 이은성이 1990년 펴낸 《소설 동의보감》의 한 대목
이다. 음양 조화는 동양철학, 동양의학을 관통하는 핵심 사상이다.
그리고 현대 의학은 이종요법의 대표적인 의학이지만 고대 유럽에서
는 동종요법도 많이 썼다. 예컨대, 눈이 나쁘면 생선의 눈알을 먹고,
남자가 정력이 부족하면 양이나 소, 돼지의 성기와 고환을 먹었다.

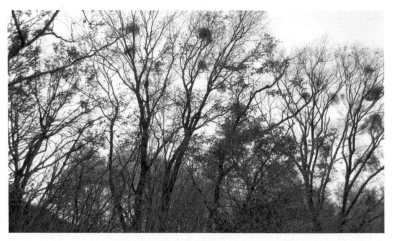

100여 마리의 암놈을 거느리는 물개의 그것인 해구신海狗腎은 최고의 물건이었다.

겨우살이와 송라

암이란 무엇인가. 우리 몸 안에서 자라는 혹이다. 이 혹을 없애려면 어떤 방법이 좋을까.

겨우살이는 나무에서 자라는 혹이다. 따라서 인체의 혹을 치료하는데 나무의 혹인 겨우살이를 썼다. 자연치료의 하나인 동종요법인 것이다. 이 겨우살이가 암 치료에 탁월한 효능이 있다는 미슬토다. 겨우살이로 만든 약이다. 다시 말하면 이종 치료에 한계를 느낀 현대의학이 천연 약품을 이용한 동종요법을 쓰고 있는 것이다. 그런데 우리나라의 느릅나무 뿌리 껍질인 유근백피의 항염 작용, 항암 작용이 미슬토보다 낫다는 사람도 많다.

밤나무나 소나무에도 겨우살이가 자란다. 밤나무 겨우살이는 독성이 강해 먹으면 탈이 나지만 소나무 겨우살이는 '송라松蘿'라고 하여 아주 귀하다. 귀한 만큼 구하기도 어렵고 겨우살이 가운데 가장 약효가 우수한 것으로 정평이 나 있다. 물론 가격도 진품은 엄청나게 비싸다. 비싼 명품에 가짜가 많듯이 송라도 진품은 드물다.

이 송라로 암 치료제를 개발한 사람은 남설악의 오색약수 가까운 곳에 있는 고찰古刹의 한 주지 스님이었다. 전국에 소문이 나는 바람에 많은 돈을 벌었지만 정작 스님은 50세도 안 돼 간암으로 입적하고 말았다.

스님이 개발한 치료제는 송라와 눈잣나무 잎을 배합한 것이다. 눈잣나무는 높고 춥고 바람이 억센 곳에서 자라는데 바람이 워낙 강하기 때문에 누워서 자라 '누운 잣나무'라고도 부른다. 그리고 송라는 설악산, 오대산의 1000m 이상의 고지대에 있는 소나무에서 간혹 발견된다.

옛날에는 가장 가난한 승려들이 외출할 때 승복과 같이 착용한 모자, 즉 '송낙'은 송라로 만들었다. 조선 후기의 화가 신윤복이 그린 '기녀와 승려'나 김홍도가 그린 '점괘'에 등장하기도 한다. 소설가 김

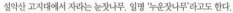

설악산 고지대에서 자라는 눈잣나무. 일명 '누운잣나무'라고도 한다.

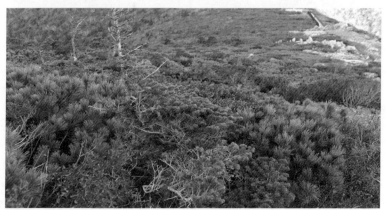

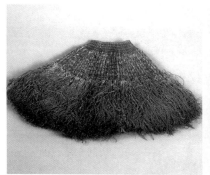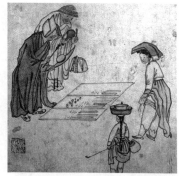

승려가 외출할 때 착용하던 모자인 송낙(왼쪽)과 김홍도의 풍속화 '점괘' (오른쪽).

유정의 단편 〈만무방〉에도 다음과 같은 대목이 있다.

산골에, 가을은 무르익었다.
아람드리 노송은 뻑뻑이 늘어박혔다.
무거운 송낙을 머리에 쓰고 건들건들,
새새이 끼인 도토리, 벗, 돌배, 갈잎들은 울긋불긋,
잔디를 적시며 맑은 샘이 쫄쫄거린다.

뽕나무, 참나무에도 겨우살이가 자란다. 뽕나무의 겨우살이는 상기생桑寄生, 참나무의 겨우살이는 곡기생槲寄生이라고 하는데 시장에 있는 것은 대부분 참나무 겨우살이다.

유럽에서도 곡기생이 항암 효과가 크고 고혈압에 효능이 좋은 것으로 알려져 있다. 특히 독일에서는 이것을 이용하여 많은 약을 만들고 있다. 독일의 시골 마을을 다니면 참나무도 많고 곡기생이 다닥다닥 달려 있는 것을 흔하게 볼 수 있다. 하지만 마을 노인들에게 이것을 먹느냐고 물으면 아니라고 답한다.

예전에 강원도 인제군 기린면에서 곰배령으로 갈 때는 주로 귀둔

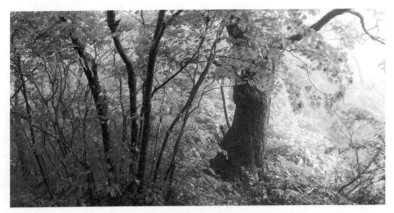
강원도 인제의 곰배령으로 올라가는 길에는 참나무 군락지가 있다.

리에서 올라갔다. 지금은 진동리에서 주로 곰배령에 오르는데 진동리에서 곰배령 가는 길에 참나무 군락이 있다. 이곳은 날씨가 고약해 곡식은 물론 참나무도 제대로 발육이 안 된다. 50년이 넘는 참나무는 경제성이 없다. 가구재는 물론 땔감으로도 마땅치 않다. 이런 악조건이 이곳 참나무를 100년 이상 잘 자라게 했다. 이제는 산림청이 지정한 보호림으로 귀중한 수목 자원이 되었다. 이 참나무 숲에는 독일 산골의 참나무만큼 많은 곡기생이 달려 있다.

땅꾼이 간경화 완치시킨 과정

송라, 곡기생을 이야기하면 기억나는 사람이 바로 장씨라는 땅꾼이다.

30여 년 전, 그는 고향인 경기도 가평에서 땅꾼 노릇을 했다. 그러다가 곡기생, 송라, 헛개나무, 벌나무로 많은 암 환자와 간질환 환자를 고쳐 주었다. 한마디로 이 땅에 환경운동이라는 말이 생기기 전에 이미 대체의학으로 많은 난치병, 불치병 환자를 치료한 대체의학의 선구자였고 이제는 대체의학의 대가大家라는 칭호를 듣고 있다. 그리고 그에게 치료를 받은 환자가 기증한 땅은 지금 대체의학의 메카가 되었고 전국 곳곳에 그가 세운 요양원이 있다. 물론 본인 자신도 간경화를 완치시켰다.

그는 본래 넉넉한 집안 출신이었다. 동네 사람들이 초등학교만 마치고 농사일을 거들 때 그는 고등학교까지 졸업했다. 어릴 때부터 한문 공부를 해서 초상집에서 쓰는 모든 지방紙榜은 그가 독차지했다. 마을에서 한문을 아는 유일한 사람이었던 것이다. 하지만 특별히 하는 일 없이 빈들빈들 지냈다.

어느 날, 동네에 놀러 온 서울 사람이 가스라이터를 켜서 담배에 불을 붙였다. 가스라이터를 처음 본 그는 아이처럼 탐냈고 대대로 내려오는 임야 3정보를 주고 자기 것으로 만들었다.

1960년대 초에는 농촌의 임야는 헐값이었다. 제주도에서 이시돌 목장을 시작한 임 맥그린치 신부는 땅 한 평을 1원도 아닌 0.5원에 샀다. 아프리카 오지의 땅 값을 생각하면 이해할 수 있고 우리나라 국민소득이 세계 최하위 시절의 이야기다.

장씨가 라이터 값으로 치른 임야는 지금 남이섬과 청평 강가 사이에 있는 최고급 별장지이자 통일교의 메카가 되었다. 현 시세로 따지면 그곳 땅값이 평당 백만 원 이상이고 3정보면 9천 평이니 장씨가 손에 넣은 가스라이터의 값어치는 최소한 90억 원이 넘는 셈이다.

이런 일, 저런 일을 저지르며 가산을 몽땅 탕진한 장씨는 결국 땅꾼으로 생계를 꾸려 갔다. 뱀을 잡거나 수집하여 팔면서 도시 사람들에게 뱀탕을 끓여 주었다. 겨울에는 상갓집 일을 거들며 살았다. 개천가에 한 평짜리 흙집을 짓고 살았지만 무허가 집이라 전기가 들어오지 않았다.

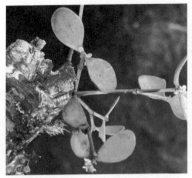
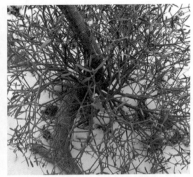

참나무 겨우살이의 새 순(왼쪽)과 그 열매(오른쪽).

　오랫동안 제대로 챙겨 먹지 못하고 여기저기서 주는 술을 먹다가
그만 간경화가 찾아왔다. 그때부터 그는 술을 끊고 매일 산에 가서
칡과 더덕, 산나물을 캤다. 헛개나무의 어린 가지도 꺾고 청설모처럼
날렵하게 참나무, 소나무에 올라가 곡기생, 송라를 땄다. 끼니는 고
구마와 옥수수, 그리고 상갓집에서 가져온 떡이나 과일로 때웠다.
　늦가을이면 산에는 아무것도 없다. 게다가 가평이란 지역은 추위
가 일찍 찾아온다. 그나마 칡과 더덕은 넝쿨이 남아 있어 곡괭이로
그 뿌리를 캘 수 있었다. 나뭇잎이 떨어진 참나무에 달린 곡기생도
채취했다.

소나무 겨우살이인 송라는 분비나무, 전나무 등 고산성 침엽수에서 자라며 이끼류에 속한다.

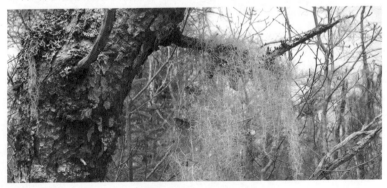

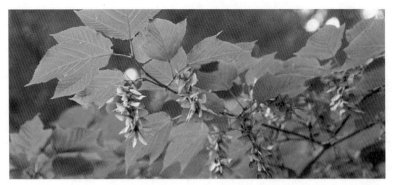

낙엽활엽 소교목으로 벌나무라 불리는 산겨릅나무의 꽃. 원산지가 우리나라다.

그는 채취한 곡기생, 송라, 헛개나무, 벌나무, 칡, 더덕 따위를 삶아 먹었다. 이것들은 사람에 따라 간암은 물론 간경화도 치료될 수 있는 역할을 한다. 그렇다고 누구에게나 다 들어맞는 것은 아니다.

일 년이 지나자 건강한 몸이 되었다. 그래도 곡기생, 송라, 칡, 더덕, 벌나무, 헛개나무 가지를 구하는 일을 계속했다. 암이나 간질환으로 고생하는 사람들이 소문을 듣고 찾아와 부탁한 것이다.

내가 아는 김씨도 이 무렵에 그를 만나서 간경화를 고쳤고 그의 사는 모습을 보고는 인생관이 달라졌다고 고백한다. 그의 이야기를 옮겨 보자.

우리나라 특산 식물인 헛개나무의 흰색 꽃(왼쪽)과 지구자라 하여 약용하는 헛개나무의 열매(오른쪽).

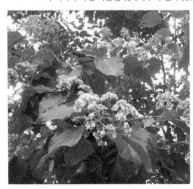
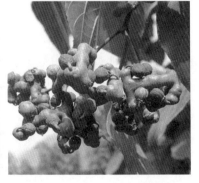

부정적 의식이 인간을 썩게 만든다

남산 아래 쪽방에서 살던 그는 어음 사기꾼이 위장으로 운영하는 회사에 들어갔다가 도망자 신세가 되었다. 회사 대표가 사기 행위로 구속되는 바람에 친지에게 돈 몇 푼을 얻어 도망 길에 나섰는데 새벽녘에 그를 잡으러 온 형사가 방을 둘러보더니 '이렇게 사니 사기꾼이 될 수밖에…' 라고 했단다. 그러면서 그의 아내에게 쌀을 사 먹으라며 지폐 두 장을 주고 갈 정도로 가난했다는 것이다.

초등학교에 다니는 아들과 딸도 돈 때문에 학교에서 많은 수모를 당했다. 가난으로 겪는 수모는 가난하지 않으면 상상할 수 없다.

1981년 늦가을이었다. 지명수배로 도망자가 된 그가 찾아간 곳이 바로 가평에 있는 땅꾼 장씨의 집이었다. 회사에 다닐 때 업무와 관련된 정치인, 공무원들과 자주 찾았던 곳이었다. 당시 업무 차 로비하는 품목으로는 현금과 '뱀탕'이 으뜸이었다.

가평 읍내에서 낡은 버스가 비포장 길을 한 시간 가까이 달려야 도착할 수 있는 외진 곳이었다. 실개천 옆에 있는 장씨의 한 칸짜리 움막집을 찾아갔더니 장씨는 어둠 속에서 불도 켜지 않은 채 야생 동물처럼 웅크리고 있었다.

"불 안 켜?"

"다 보여."

그래도 초에 불을 붙이자 주위가 밝아졌다. 세 개나 붙였다. 잠시 앉아 있자 배가 고팠다. 하루 종일 굶었던 것이다.

"밥, 안 먹어?"

"떡 먹어."

돈이 없어 떡으로 끼니를 때우는 거라고 생각한 그는 주머니에서

만 원짜리를 한 장 꺼내 장씨에게 건넸다.

"쌀 사다 밥 해먹자."

"이거로 다 사?"

쌀 한 말에 5천 원인데 두 말이나 사냐는 거였다. 두 말이면 장씨가 겨우내 먹을 식량이었다. 잠시 후, 장씨가 쌀과 고구마 한 자루, 김치 두 통을 방안에 내려놨다. 좁은 방안이 먹거리로 꽉 찼다. 동네 아낙네들이 혼자 사는 노총각 장씨를 생각해서 쌀도 두 말 값에 서 말을 주고 고구마, 김장김치를 넉넉히 줬던 것이다.

저녁을 먹고 난 뒤, 군불을 지핀 장씨는 이내 코를 드르렁 골며 잠들었다. 그러나 김씨는 이런저런 생각에 잠들 수가 없었다. 멍하니 앉아 있다가 가방 속에서 책 한 권을 꺼내 읽기 시작했다. 독일 작가 레마르크가 쓴 소설 《개선문》이다. 삼중당에서 나온 문고판으로 동대문 헌책방에서 상, 하권을 천 원에 산 것이었다.

책을 읽으면서, 불법 체류자로 돌팔이 의사가 된 라비크와 자살 직전의 여배우 조앙 마두의 기구한 인생을 보니 자기 자신은 천국에서 호강하고 있다는 느낌이 들었다.

두어 시간이 지나자 방구들이 뜨거워서 견딜 수가 없었다. 생각해 보니 겨우내 쌀 없이 지내야 했던 장씨가 자신을 구세주로 생각하여 고마움을 표시하느라 방에 불을 많이 지핀 것이었다. 옆에서 코 골며 자는 장씨를 바라보자 '쌀이 없으면 떡 먹으면 돼' 하던 그의 말이 떠올랐다.

다음 날 아침, 눈을 뜨니 장씨가 지게에 자루와 곡괭이를 올려놓고 있었다.

"이걸로 뭘 하려고?"

"칡이나 더덕 캐려고…."

비슷한 연배의 두 사람은 서로 혀 짧은 소리로 말을 주고받았다. 그날부터 그는 그곳에 머물며 장씨를 따라 산으로 다녔다.

김씨는 평소 옆구리가 늘 아프고 피곤하고 짜증이 났다. 그러나 하는 일마다 망하니 그럴 수밖에 없다는 생각에 참고 견뎠다. 술을 많이 마신 탓에 간도 정상이 아닌 것 같았다.

병원에 가면 틀림없이 간경화나 간암 진단이 나오겠지만 병원에 갈 돈도, 치료할 돈도 없으니 그냥 무시하기로 했다. 게다가 이제는 사기꾼 하수인으로 지명수배자 신세니 딱히 갈 곳도, 할 일도 없었다. 장씨 역시 간이 좋지 않다고 하니 그의 일을 거들면서 지내다 보면 뭔가 좋은 일도 있지 않을까 싶기도 했다.

'인명은 재천在天'이란 말이 있다. 가난한 사람, 불행한 사람에게는 큰 위안이 되는 말이다. '괴로운 자의 유일한 위안은 괴로운 동료를 만나는 것이다' 라는 말도 있다. 동서양을 통틀어 사람들이 느끼는 감정이다.

불행한 일을 당한 사람, 불행한 입장에 있는 사람은 다른 사람에게도 자신과 같은 정도의 슬픔과 분노를 느끼는 일체감을 기대한다고 아담 스미스가 말했다. 그는 인간 본성에 관한 책 《도덕 감정론》에서 '일체감이 없으면 둘 사이에는 진정한 대화가 안 된다. 피해자는 제3자의 냉혹과 무신경에 분노한다'고 했다. 그러면서 불행한 사람은 자신의 감정과 타인의 감정이 일치할 때 가장 큰 위안을 받는다고 역설했다.

일 년이 지났다.

김씨는 자신의 지명수배가 풀렸다는 소식을 들었다. 그러자 그의 간경화도 풀렸다. 무엇보다도 그는 장씨의 사는 모습을 보면서 깨우친 게 많았다.

예전에는 입과 얼굴에 불평불만을 달고 살았는데 이제는 사람이 변했다는 소리를 들을 만큼 달라졌다. 부정적 의식이 인간을 썩게 만든다는 것을 깨달은 것이다.

　지난 일 년간 엄동설한에도 동틀 때면 계곡물에서 목욕을 하고 지게를 짊어진 채 하루 종일 산을 돌아다녔으니 결과적으로 보면 땅꾼 장씨의 처방이 그를 살린 셈이었다.

축농증이 눈을 멀게 했다

이번에는 간염 때문에 나를 찾아온 김 수녀의 이야기를 해 보자. 대형 종합병원에서 약무 담당 책임자로 일하고 있는 그녀는 눈이 잘 안 보인다며 안과를 찾아오는 환자를 볼 때마다 몇 년 전에 프랑스 수녀원에서 겪었던 일이 떠오른다고 했다.

어느 날이었다. 새벽에 일어났는데 창밖을 내다보니 날씨가 몹시 흐렸다. 평소 해 뜨는 모습을 보며 성모 마리아상 앞에서 기도를 해 온 그녀로서는 아쉽다는 생각이 들었다.

그런데 침대에서 일어나 주위를 살피니 아주 어두웠다. 눈이 침침해 사물이 거의 보이지 않았다. 평소 간이 약해 치료를 받아온 그녀로서는 가슴이 덜컥 주저앉았다. 눈은 '간의 창'이라는데 어제 프랑스 수녀와 벌인 갈등으로 스트레스를 받은 게 간에 영향을 주어 실명 상태가 된 것이 아닌가 싶었다. 그러면서 모든 게 주님의 뜻이라고 여겼다.

동료 수녀를 붙들고 병원에 갔다. 안과 전문 의사는 몇 가지 검사를 하더니 이비인후과로 가라고 했다. 눈이 안 보여서 안과에 왔는데 이비인후과라니…. 어이가 없었지만 꾹 참았다. 자존심이 강하고 은근히 동양인을 업신여기는 프랑스 의사와 떠듬거리는 프랑스 말로 다투는 것은 반벙어리가 웅변을 하는 꼴이다.

이비인후과 의사는 코를 잠시 들여다보더니 축농증 수술을 준비시켰다. 아니, 축농증 수술이라니…. 눈이 안 보이는데 웬 축농증 타령이란 말인가. 약학 박사이기도 한 그녀로서는 도저히 이해가 안 되었다. 의사의 무지를 따지고 싶었다. 그러나 의사가 하도 진지하고 권위 있게 처신하는지라 절에 간 새색시처럼 얌전히 있었다.

축농증 수술을 마치자 어둡던 눈에 밝은 빛이 들어왔다.

비염이나 축농증이 심하면 비강鼻腔 안에 불순물이 쌓이고 이 불순물이 눈에 영향을 준다. 시신경에 영향을 주고 실명 상태로 연결되는 경우가 있다. 실명은 사고나 당뇨 합병증, 스트레스로도 오지만 축농증으로도 온다는 사실을 그녀는 처음 알았다고 했다. 고온다습한 지역인 지중해 연안에는 이런 경우가 적지 않아 그곳 의사들은 경험이 많았던 것이다. 김 수녀가 알고 있는 대로 스트레스가 심해도 실명을 하는 경우가 적지 않다.

스트레스로 찾아온 화가의 구안와사

어느 날, 50대의 화가가 나를 찾아왔다. 이름 석 자만 들어도 알 만한 유명 화가였다. 화가의 말인즉, 하루는 갑자기 눈이 침침하더니 거의 보이지 않았다고 했다. 안과 병원에 여러 달 다녔으나 전혀 차도가 없었고 결국 2급 시각장애인 판정을 받아 이제는 비행기를 타거나 기차를 타도 본인은 물론 동반자까지 할인 혜택을 받는 신세가 된 것이다. 시각장애인 음악가는 많지만 시각장애가 있는 화가는 매우 드물다. 화가의 시력은 육상 선수 후사인 볼트의 다리만큼 중요하다. 화가가 볼 수 없다는 것은 화가로서 사망선고를 받은 거나 다름없다. 그가 스트레스를 받고 있는 사연을 듣다 보니 그럴 만하다는 생각이 들었다.

미술대학을 졸업한 지 30년이 다 되도록 그가 그린 그림은 거의 돈이 되지 않았다. 아내가 보험회사에 다녀 생활을 했다. 그러다가 몇 년 전부터 그림이 세계 시장에서 인정을 받았고 작품이 비싼 값으로 팔리기 시작했다. 그냥 비싼 게 아니라 엄청 비싼 가격이었다.

이때부터 그는 별안간 횡재를 한 남자들의 수순을 밟았다. 커다란 저택에 값비싼 고급 승용차, 그리고 유명한 여자들 속에서 지냈다. 특히 많은 여자들의 사랑을 받았다. 빵 창고에 몰래 들어간 소년이 이 빵 저 빵을 잡으며 기뻐하듯, 그는 무수히 많은 여자 속에 있는 게 즐거웠다. 얼마 지나지 않아서 임신한 여자들이 생겼다. 그리고 혼인빙자 간음으로 고소하는 여자들도 여러 명이었다. 게다가 친지에게 사기마저 당했다.

그는 순식간에 지옥에 빠졌다. 극심한 스트레스를 받았고 불면증으로 고생을 했다. 의사가 처방한 수면제를 정량의 열 배를 먹어도, 아니 거의 치사량 수준까지 먹어도 잠을 못 잤다. 그러다가 마침내 실명하기에까지 이른 것이다.

스트레스가 심하면 중풍이나 구안와사口眼喎斜가 오는데 이 화가에게는 구안와사가 찾아온 것이다. 그런데 그의 구안와사는 보통 사람들의 증상과 달랐다. 증상이 오직 눈으로만 왔다. 말하자면 안풍眼風이 온 것이다. 구안와사는 얼굴에 마비가 와서 눈과 입이 돌아가는 병이다. 서양 의학에서는 이를 '안면 마비, 안면 신경마비'라 한다. 발병 원인을 정확히 몰라 '벨 마비Bells palsy'라고도 부른다.

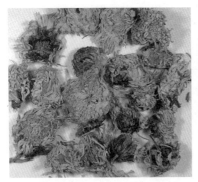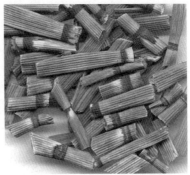

옛부터 약술과 약차로 애용해 온 감국(왼쪽)과 여러해살이풀인 속새의 줄기를 말린 한약재 목적(오른쪽).

겉보기에 그의 얼굴은 정상이었다. 안면 근육에 마비 증세가 있지만 외관상으로는 나타나지 않았다. 천만 원 이상을 들인 병원의 VIP 종합 정밀검사에서도 아무 이상이 없었다. 검사 결과에는 아무 이상이 없는데 맹인이 됐으니 귀신이 곡할 노릇이었다.

구안와사에 인삼 처방한 까닭

나는 그에게 중풍, 구안와사 처방인 견정산牽正散을 처방했다. 백부자, 백강잠, 전갈로 구성되는 이 처방에 곡정초, 감국, 목적, 석결명, 결명자를 넣었다. 그런데 한 달을 복용해도 시력에는 변화가 없었다. 거의 자포자기 상태가 된 그는 유언이나 다름없는 말을 했다.

"송충이는 솔잎만 먹어야 하는데 갈잎이 부드럽다고 먹었으니…. 늦게 찾아온 부富는 재앙이라 하던데 저주를 받았네요. 맹인으로 사느니 그만 사는 게 낫지 않겠어요?"

이야기를 듣다 보니 가정용 재봉틀을 발명한 미국의 발명가 싱어라는 사람이 떠올랐다. 그는 40대 초반까지 작은 가게에서 구두를 수선했었는데 재봉틀을 발명하면서 순식간에 빌 케이츠 같은 거부巨富

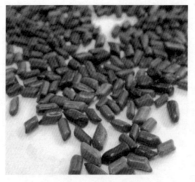
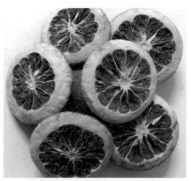

한해살이풀인 결명자의 종자(왼쪽)와 탱자나무의 열매가 덜 익었을 때 껍질을 말린 지각(오른쪽).

가 되었다. 그러나 불과 2년이 지나고 영국의 커다란 성에서 아름다운 금발의 많은 여인들에 둘러싸인 채 죽고 말았다.

나는 의욕을 상실한 그에게 비방을 처방했다. 호남 지방에서 대대로 내려오는 비방이라는 점을 몇 번씩 강조했다. 그는 약을 먹으면서 날마다 보호자와 함께 산에 올라 떠오르는 해를 바라보며 출장식 호흡을 했다. 맘속으로 두 번 걸으면서 들이쉬고 세 번 걸으면서 내쉬었다. 집에서도 했다. 그리고 곡정초 차를 끓여 수시로 마셨다.

반년이 지나자 보호자 없이 혼자 산에 올라갈 수 있을 정도가 되었다. 안과에 갔더니 시력이 정상이었다. 고개를 갸웃거리는 의사를 뒤

붉은 색의 산삼 열매(왼쪽)와 한방에서 건강이라 하여 약용하는 생강의 뿌리줄기(오른쪽).

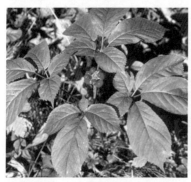
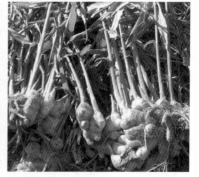

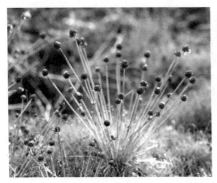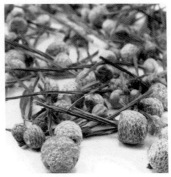

얕은 연못이나 논밭에서 자라는 한해살이풀인 검은곡정초(왼쪽)와 그 풀 전체를 말린 한약재 곡정초(오른쪽).

로 하고 그는 곧장 주민센터에 가서 시각장애인 카드를 반납했다. 나이 든 공무원 역시 처음 겪는 일인지 고개를 갸웃거렸다.

내가 그에게 마지막으로 쓴 비방이란 처방은 견정산 추출액과 계지반하생강탕桂枝半夏生薑湯이었다. 생강 3돈, 계지, 반하 각 2돈, 백작약, 백출, 진피, 구감초 각 1돈을 쓴다. 지각, 청피, 오약, 남성 각 1돈을 추가한 소음거풍산少陰祛風散도 이용했다. 또 서울 경동시장의 약재상에 가서 비싼 산삼인 천종산삼을 사서 내가 해 준 처방과 같이 먹게 했다.

그러나 그가 봄, 여름에 먹은 산삼은 약효가 더덕 수준에 불과하다. 산삼은 늦여름, 처서가 지나서 캔 것이 약효가 있다. 일본에서는 백로가 지나야 산삼을 캔다. 천종산삼은 50년간 산삼을 캔 심마니들도 장뇌삼과 구별하기 어렵다.

한마디로 그는 졸부가 되자 거액의 돈이 들어야 가치가 있어 보이는 불치병에 걸린 것이다. 벼락부자가 되면 큰돈을 들여야 뭔가 된다는 이상한 뇌파가 발생한다. 나는 그의 뇌파를 다스리려고 일부러 산삼을 먹게 한 것이다. 어느 의서醫書에도 구안와사에 산삼을 쓴다는 내용은 들어 있지 않다.

불치병을 부른 상속 싸움

아프기 시작하던 시점에 주의하라

어느 날, 중학교에서 국어를 가르치는 40대 중반의 김씨와 그녀의 남편이 찾아왔다. 넉 달 전, 생리가 별안간 끊기며 체중이 무려 17kg이나 늘어났고 목과 허리의 디스크 진단을 받았다고 했다. 간과 신장의 수치도 정상보다 세 배나 높았고 생리 불통과 함께 커다란 자궁 근종이 생겼는데 병원에서는 먼저 자궁을 떼어 낸 다음에 척추 수술을 하고, 마지막으로 목 디스크 수술을 하자고 했다는 것이다.

수술이라면 질색하는 그녀는 50세도 안 된 여자에게 근종이 있다고 자궁을 들어내자는 의사의 처방을 도저히 이해할 수 없었다. 허리가 아프면 허리 수술을, 목이 아프면 목 수술을 하고, 머리가 아프면 뇌수술을 하자고 칼을 들이댈 것 아니겠는가.

수술 외에 한방, 양방, 대체의학 등을 두루두루 거치면서 여러 가지로 치료를 받았으니 전혀 차도가 없었다.

작가인 그녀의 남편도 의사로부터 신장 투석을 준비하라는 처방을 받았다. 그는 어릴 적부터 저혈압, 비염, 천식으로 애를 먹었는데 장 기능이 약해 찬 음식이나 우유를 먹으면 즉시 설사를 했다. 또래 아이들보다 늘 키가 작고 몸무게가 덜 나갔을 뿐더러, 여름철에도 감기 때문에 항상 마스크를 쓰고 다녀서 초등학교 시절에는 '마스크'라는 별명까지 붙었다고 웃으면서 말했다.

올해 들어와서는 어느 날부터 몸이 나빠지기 시작하더니 자꾸 몸이 굳어졌다. 오전과 오후에 한 시간씩 다리를 주물러야 했는데 발바닥이 얼음처럼 차고 바늘로 찌르는 듯 아팠다.

밤에 잘 때도 30분마다 일어나 소변을 보는 바람에 아무리 오래 잠을 자도 잔 게 아니었다. 급기야 천식 발작이 생겨 119구급차로 병원에 간 적도 있었다. 당뇨가 생기고 저혈당까지 와서 119구급차 신세를 지기도 했다.

나는 두 사람이 아프기 시작하던 시점에 어떤 일이 있었는지를 물었다. 그리고 모든 병의 원인이 스트레스 때문이라는 것을 일깨웠다.

6개월 전, 김씨의 시아버지가 돌아가시자 시어머니와 남편의 일곱 형제는 상속 싸움을 시작했다. 많은 부동산과 현금을 갖고 있던 시아버지는 1년 전부터 전신 암으로 중환자실에서 산소호흡기로 생명을 연장해 왔다. 간간이 의식을 회복한 시아버지는 빨리 죽여 달라고 눈짓을 했지만 다들 모른 체했다. 립 서비스로 효자, 효녀인 체하며 "하루라도 더 사셔야지요" 할뿐 편안하게 보내드리자는 말은 아무도 입 밖에 내지 않았다.

시어머니는 남편이 죽기 한 달 전, 막내딸의 시아버지인 변호사, 그리고 자신의 친오빠와 함께 남편 앞에서 합법적으로 유언장을 작성했다. 그리고 모든 재산을 자기 앞으로 등기 이전을 했다. 시아버지가 죽고 나서 편법으로 재산이 옮겨진 사실을 안 다른 자식들이 모친과 막내딸을 상대로 소송을 했다.

시부모를 모시고 살던 그녀와 남편은 모친이 원만한 타협안을 만들기를 바란다면서 소송에 반대했다. 하지만 소송은 시작되었고 가족들은 서로 패를 갈라 철천지원수처럼 싸움을 시작했다.

사실 우리나라 사람들은 패거리를 만드는 재주가 특출 나다. 해방이 되고 미군이 진주했을 때였다. 사령관 하지 중장의 보좌관이 올린 보고서에는 '한국인은 두 사람이 모이면 세 개의 정당을 만드는 민족이다. 각자 하나씩, 그리고 두 명이 하나'라고 적혀 있을 정도다.

그녀의 시댁이 벌인 상속 소송은 마치 기독교와 무슬림의 전쟁처럼 목숨을 건 싸움이었다. 서로 폭력배를 동원해 상처를 입혔다. 그 바람에 김씨 내외는 시름시름 아프더니 결국에는 중환자 신세가 되고 만 것이었다.

조기용 박사는 《암에 걸려도 살 수 있다》는 저서에서 다음과 같이 적고 있다.

일반적으로 '의학은 과학이다. 그래서 의학은 합리적이다' 라고 여긴다. 그러나 과학적인 의학의 문제점은 그것이 충분히 과학적이 아닌데 있다. 현대 의학은 의사와 환자가 자연 치유력을 통해 신체와 정신에서 나오는 신비한 힘을 이용할 줄 알 때 비로소 진정한 과학이라고 할 수 있다.

목 디스크가 오는 경우

이들 부부의 문제를 현대 의학적인 처리 말고 달리 해결할 비방이 없을까. 원인을 알면 그 뿌리를 뺄 수 있다. 이가 썩으면 썩은 이를 뽑으면 된다. 썩은 이빨을 고친다고 기도를 하고 참선을 하고 약을 먹는 사람을 우리는 '바보'라고 부른다. 김씨 부부의 병은 스트레스에서 왔으니 스트레스를 내 보내면 되는 것이다.

나는 두 사람에게 위파사나 호흡을 하면서 천천히 걷는 것부터 시작하라고 일렀다. 김씨의 경우, 스트레스로 생리가 막히고 자궁 근종, 목 디스크, 허리 디스크가 생겼다.

일반적으로 부인들의 경우, 큰돈이 걸린 계가 깨졌다든가, 남편이 젊은 여자와 깊은 관계를 맺는다든가, 남편 모르게 부동산 거래를 하다가 사기에 걸려들거나, 제비에게 걸려 공갈 협박을 당하거나, 성형수술을 했는데 부작용만 있을 때 목 디스크가 생긴다.

남자들의 경우에는 믿는 친구에게 배신을 당해 큰돈이 날아가든가, 멍청한 직장 동료가 자기보다 먼저 진급을 했을 때, 큰돈이 벌리던 회사에 부도 위기가 왔을 때, 백수건달, 술주정꾼인 동창생이 정치판을 기웃거리다가 국회의원 배지를 달고 동창회에 나왔을 때 목 디스크가 오는 수가 많다. 심지어 학생들 가운데 항상 일등만 하다가 일류 대학에 떨어지면 목 디스크가 오는 수가 있다.

목 디스크는 조금만 목을 움직여도 통증이 오고 전신이 마비되는 느낌이다. 어지간한 진통제로는 아픔이 멎지 않는다. 이런 증세는 천천히 걸으면서 위파사나 호흡을 하면 저절로 낫는다.

그런데 현대 의학의 맹신에 걸려 수술을 해서 전신불수, 반신불수가 되는 사람들이 의외로 많다. 똑똑한 사람들이 더 이런 함정에 빠진다. 부유할수록 그 비율은 높아진다. 어느 관점에서 보면 똑똑하고 부유한 건 저주를 받은 것이 된다.

두 사람은 새벽에 2시간, 밤에 2시간씩 걸었다. 학교에 출근해야 하는 김씨는 출근 전에 2시간을 걷고, 퇴근 후 식사를 하고 밤에 2시

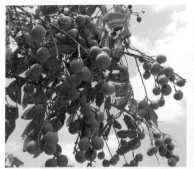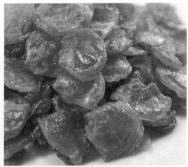

중국 남방이 원산지인 무환자나무과의 용안(왼쪽)과 그 과육을 말린 한약재 용안육(오른쪽).

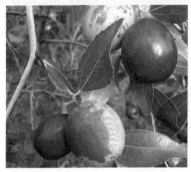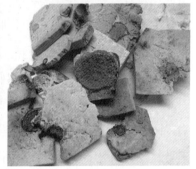

한방에서 종자를 산조인이라 하는 묏대추나무(왼쪽)와 소나무 뿌리에 기생하는 복령과 백복신(오른쪽).

간을 걸었다. 늘어난 체중으로 몸이 무거운 그녀는 두 개의 노르딕 폴에 의지해 노르딕 워킹을 했고, 몸이 너무 가볍고 눈이 나쁘면서 다리에 힘이 없는 남편 역시 도우미의 도움을 받으며 노르딕 워킹을 했다.

나는 그녀에게 가미귀비탕加味歸脾湯을 처방하면서 수질 분말을 추가했다. 귀비탕은 용안육, 산조인, 원지, 백출, 백복신, 당귀, 인삼 각 4g, 목향 2g, 감초 1g, 생강 3쪽, 대추 2개로 이루어지고 여기에다가 산치자, 시호를 4g씩 넣은 것이 가미귀비탕이다. 이 처방은 속이 상해 생리가 막혔을 때 효과가 있다.

그러나 충격이 너무 크거나 엄청난 스트레스가 왔다면 이 처방만으로는 부족하다. 동변침童便浸한 향부자를 20g 추가하고 활석에 잘 법제한 수질 분말을 같이 써야 한다.

재산이냐 생명이냐

신장 투석을 고려해야 할 상황까지 된 그녀의 남편은 천식과 당뇨와 신장 질환부터 다스려야 한다. 이 병들은 발병 장소는 다르지만 발을 따뜻하게 하면 큰 도움이 된다.

어느 해인가, 어려서 천식으로 고생하던 스님이 나를 찾아왔다. 스님은 산속에서 생활하면서 10여 년째 족욕足浴을 했더니 천식이 70%

연분홍색 꽃이 피는 애기풀(왼쪽)과 그 잎, 줄기를 말린 한약재 원지(오른쪽).

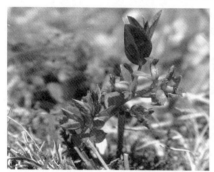
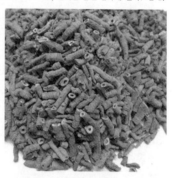

국화과의 여러해살이풀인 목향(왼쪽)과 그 뿌리를 말린 한약재 목향(오른쪽).

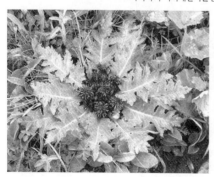
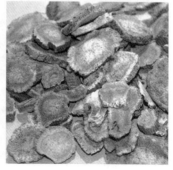

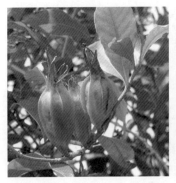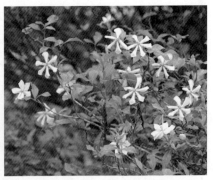

치자나무에 비해 모양이 구형이거나 계란형인 산치자나무의 열매(왼쪽)와 유백색의 산치자나무 꽃(오른쪽).

쯤 없어졌지만 아무리 족욕을 계속해도 더 이상 진전이 없다는 것이다. 나는 가열순환제 추출물을 발에 바르도록 했다.

　너무나 빨리 호전된데 놀란 스님이 내게 물었다.

　"열탕 족욕이나 가열 추출물이나 똑같이 발에 열을 주는 건데 무슨 차이가 있나요?"

　"물은 단순한 물리적 전도 현상이고 추출액을 바르면 혈액에 화학적 변화를 줍니다."

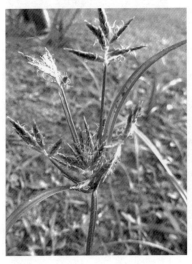

　　　　　　인슐린 분비가 원활치 못하면 에너지가 생기지 않는 법이다.

한해살이풀로 녹갈색 꽃이 피는 방동사니(왼쪽)와 그 덩이뿌리인 향부자(오른쪽).

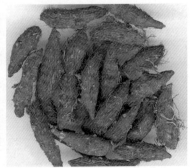

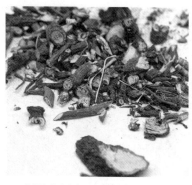

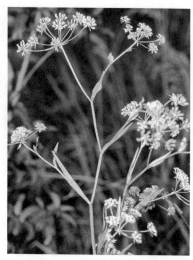

산과 들에 자생하는 여러해살이풀로 노란색 꽃이
피는 시호(오른쪽)와 그 뿌리인 한약재 시호(왼쪽).

김씨의 남편에게는 허브 차를
자주 마시도록 했다. 인삼, 겨우살이 뿌리, 오미자로 만든 생맥산에
육계, 천화분을 넣고 끓인 허브 차다.

계피는 향이 좋고 단맛이 강하게 나고 껍질이 두꺼운 것이 약효가
좋은데 스리랑카 산産 계피에 이런 품질이 있다. 그리고 천화분은 덩
굴성 식물인 하늘타리의 뿌리로 '과루근瓜蔞根'이라고도 한다. 혈당
이 높고 비쩍 마른 사람에게 잘 듣는 우리 조상들이 귀중하게 여기던
허브다. 또 암세포에 붙어 암세포의 호흡을 막아 암세포를 질식사시

녹나무과의 상록활엽교목인 육계나무(오른쪽)와 그 줄기 껍질인 한약재 육계(왼쪽).

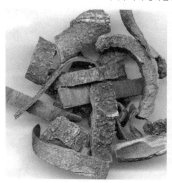

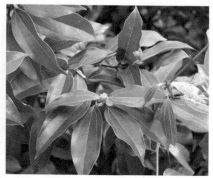

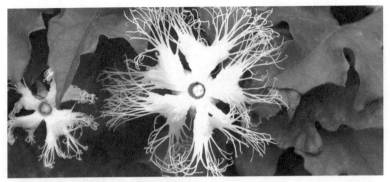

여러해살이 덩굴식물로 꽃잎이 하얀 실타래가 엉킨 것같은 하늘타리.

키는 효능이 있는 것으로도 알려져 있다. 암세포는 젖산 호흡을 하므로 천화분이 젖산을 분해시키는 효능이 있는 것으로 추측된다. 이 약초는 천식, 기침, 변비, 폐병에 두루두루 쓰인다.

이밖에 남편의 신장병에는 택사를 주약으로 하는 오령산五苓散에 산사를 잔뜩 넣었고, 신장 기능을 살리는 난간전暖肝煎 처방으로 단전의 기운도 살리도록 했다.

식이요법으로는 무엇보다 '3백白'을 멀리하게 했다. '3백'은 흰 설탕, 흰 밀가루나 흰 쌀, 흰 소금을 말한다. 그리고 저염식, 저당식을 하고 날 것과 찬 것을 피하도록 했다. 과일이나 채소도 다 익히거나

하늘타리의 뿌리인 천화분(왼쪽)과 그 열매. 한방에서는 토과실이라 한다(오른쪽).

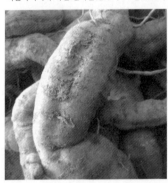 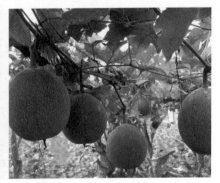

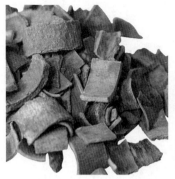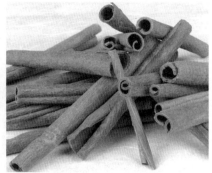

원산지가 스리랑카인 육계나무의 줄기 껍질을 한방에서는 계피라 한다.

데쳐 먹도록 했다.

석 달쯤 지나자, 두 사람은 거의 절반 정도 건강을 되찾았다. 매일 4시간씩 걷고 식이요법과 허브요법으로 불과 석 달 만에 건강해지는 길을 찾은 것이다. 가장 중요한 것은 형제자매들과 같이 재산에 욕심을 부려 스트레스를 받은 게 원인이라는 것을 깨달았다는 점이다.

두 사람은 소송을 포기했고 재산을 포기했다.

모든 스트레스는 탐욕, 번뇌, 욕심에서 온다. 그러나 스트레스나 고민이 없는 삶은 썩은 통나무나 다름없으니 맹수를 조련하듯 스트레스를 잘 다스리는 게 지혜로운 삶의 자세다.

반치법과 아주 특별한 예외

암에 해로운 열 가지 식품

병원으로부터 간암이 될 지 모른다는 진단을 받은 40대의 남자가 있었다. 그는 이튿날부터 힘이 닿는 데까지 많은 보험에 들었고 간과 장에 해롭고 암을 유발시킨다는 음식만 찾아다니며 먹었다. 먼저 세계보건기구가 선정한 10가지의 해로운 식품 명단을 접했다. 그 식품은 다음과 같은 것들이다.

① 기름에 튀긴 식품. 심혈관 질병을 일으키고 다량의 발암 물질을 포함하고 있다.

② 소금에 절인 식품. 고혈압을 일으키고 신장에 큰 부담을 준다. 후두암을 일으키며 점막이 쉽게 헐거나 염증이 생긴다.

③ 가공 육류 식품. 발암 물질인 아질산나트륨과 방부제가 들어 있어 간에 큰 부담을 준다.

④ 과자류. 식용 향료와 색소가 다량 포함되어 있어 간 기능에 부담을 주고 비타민을 파괴한다. 단, 저온에서 구운 과자나 전밀 과자

는 괜찮다.

⑤ 탄산음료. 인산과 탄산이 몸속의 철분, 칼슘 성분을 소변을 통해 밖으로 배출시킨다.

⑥ 패스트푸드. 염분, 방부제, 향료가 간에 손상을 준다. 열량만 높고 필요한 영양 성분은 없어서 '쓰레기 음식'이라고도 한다.

⑦ 통조림 식품. 생선, 육류, 과일류 모두 비타민을 파괴하고 단백질을 변질시킨다.

⑧ 설탕에 절인 과일류 식품. 발암 물질의 대표적인 아질산나트륨이 있다. 염분, 방부제, 향료가 많다.

⑨ 냉동 간식류 식품. 아이스크림처럼 단 냉동 식품은 쉽게 비만해질 수 있고 당도가 너무 높다.

⑩ 불에 직접 구운 식품. 불에 구운 닭다리 한 개는 담배 60개비의 독성과 같고 신장, 간에 부담을 가중시킨다. 특히 돼지고기 숯불 직화는 기름이 불에 타면서 연기가 고기 표면을 그을려 완전 발암 물질로 코팅된 고기를 먹는 셈이다. 탄 고기보다 더 나쁘다. 위암에 걸리는 첩경이다. 바비큐를 좋아하는 사람은 아주 위험하다.

이와 반대로 세계보건기구가 선정한 10대 건강식품은 토마토, 연어(혹은 고등어), 귀리(혹은 보리), 마늘, 블루베리(혹은 가지), 적포도주, 녹차, 견과류, 브로콜리(혹은 양배추), 시금치 등이다.

이 남자는 세계보건기구가 선정한 해로운 음식만을 골라 집중적으로 먹었다. 왜냐면 그가 가족들에게 해 줄 일은 암으로 빨리 죽는 길뿐이었기 때문이다. 그러나 1년이 지나고 병원 진단을 받은 그는 아연실색했다. 놀랍게도 그의 간에는 아무런 이상이 없었던 것이다.

나는 간혹 이 남자와 같은 환자를 본다. 한마디로 특별한 예외다. 신념이 상식을 넘은 결과라고 할까. 이 남자와 비슷한 또 하나의 사례를 따라 했다가 큰 낭패를 봤던 여인을 보자.

상식을 초월한 아주 특별한 경우

어느 이른 봄날이었다. 폐암이란 진단을 받고 병원 치료를 받아 오던 50대의 소 여사는 아침 일찍 백운대에 올라갔다.

너무 이른 시간이라 주위에는 아무도 없었다. 잔설만이 정상 부근 여기저기 눈에 띄었다. 정상의 구름다리를 지나자 깃발 아래에 한 남자가 멀리 서해를 바라보고 서 있었다. 자신과 비슷한 연배였다.

두 사람은 깃발 아래 앉아서 잠시 이야기를 했다. 그녀는 남자에게 특별한 사연이 있다는 느낌을 받았다. 뭔가 말 못할 비밀을 간직한 사람 같았다. 이런저런 이야기를 나누던 중에 마침내 남자가 사연을 털어놓았다. 오늘이 바로 작년에 세상을 떠난 아내와 처음 만나 이곳에 온 날이라는 것이다.

남자는 일찍 부모를 여의고 누이와 둘이서 살았다. 초등학교 때부터 시작한 신문 배달을 고등학교를 졸업할 때까지 계속했다. 그리고 명문대에 입학했다. 남들은 고액 과외를 할 때 그는 신문을 돌렸지만 명문대에 들어간 것이다. 졸업을 하고 배달하던 그 신문사의 기자가 되었는데 배달원이 아닌 기자로 신문사에 출근하자 나이 많은 영업국 직원들이 그를 알아보고 반겼다.

"자네, 아직도 신문 배달하나?"

어느 날, 지인으로부터 여자를 소개 받았다. 그가 여자를 단독으로 만난 것은 어머니, 누이, 그리고 소개 받은 여자가 세 번째였다.

그는 여자와 함께 동대문의 운동화 가게로 가서 각각 한 켤레씩 운동화를 골라 신었다. 여자는 치마 대신 바지를 사 입었다. 그리고 근처의 금은방에 들러 한 돈짜리 금반지를 샀다.

두 사람은 백운대로 갔다. 둘 다 산행이 처음이었다. 백운대 정상의 깃발 아래서 그는 여자에게 청혼을 했고 여자의 손가락에 반지를 끼워 줬다.

5년 전, 그는 간암이란 진단을 받았다. 2년이 지나자 암세포가 폐로 전이되었다. 반정부 운동으로 신문사에서 퇴직 당한 그는 오랫동안 실업자 생활을 했다. 가난한 그로서는 엄청난 치료비를 감당할 자신이 없었다. 병원 치료를 중단하고 전국의 산을 다니기 시작했다.

이른 아침, 산에 올라가 계곡에서 냉수마찰을 하고 하루 종일 산속을 돌아다니다가 내려와서는 다시 냉수마찰을 했다. 무신론자인 그는 냉수마찰을 한 다음에는 결가부좌를 하고 대학 시절에 애송하던 인디언의 기도문 '수우족의 노란 종달새'를 읊조렸다.

바람 속에 당신의 목소리가 있고
당신의 숨결이 세상 만물에게 생명을 줍니다.
나는 당신의 많은 자식들 가운데 작고 힘없는 아이입니다.
나에게 당신의 힘과 지혜를 주소서.

나로 하여금 아름다움 안에서 걷게 하시고
내 두 눈이 오래도록 석양을 바라볼 수 있게 하소서.
당신이 만든 물건들을 내 손이 존중하게 하시고
당신의 목소리를 들을 수 있도록 내 귀를 예민하게 하소서.

당신이 내 부족 사람들에게 가르쳐준 것들을
나 또한 알게 하시고

당신이 모든 나뭇잎, 모든 돌 틈에 감춰 둔 교훈들을
나 또한 배우게 하소서.

내 형제보다 더 위대해지기 위해서가 아니라
내 속에 감춰진 참다운 아름다움을 발견할 수 있도록
나에게 지혜와 용기를 주소서.
나로 하여금 깨끗한 손, 똑바른 눈으로
언제라도 당신에게 갈 수 있도록 준비시켜 주소서.

그래서 저 노을이 지듯이 내 목숨이 사라질 때
내 혼이 부끄럼 없이
당신에게 갈 수 있도록 하소서.

음식은 한살림에서 파는 유기농 곡물인 통밀, 현미, 통귀리를 두 시간 정도 물에 담가 불렸다가 날것으로 먹었다. 임시직으로 일할 때는 회사 근처의 목욕탕에서 냉수마찰을 하고 낮에는 먹고 싶은 것을 마음대로 먹었다. 지방으로 출장을 가서도 똑같이 했다.

정신력은 모든 상식을 초월한다

아침저녁으로 냉수마찰을 하고 생식, 그리고 산행이나 도시 걷기를 한 지 2년이 지났다. 한라산, 지리산, 설악산을 여러 번 올랐고 북한산, 도봉산, 관악산은 옆집 가듯 헤아릴 수 없을 만큼 올라갔다. 여러 소도시를 거의 다 찾아다니며 걸었다.

다시 병원에 가서 검사를 받았다. 의사는 몸속에서 암세포가 발견되지 않는다고 했다. 하지만 완치되었다는 말이 기쁘지 않았다. 아내가 세상을 떠났기 때문이다. 그가 병에 걸리자, 아내는 힘든 일을 하면서 세 자녀를 키우고 남편을 뒷바라지했는데 작년에 그만 과로로 생을 마치고 만 것이다.

참으로 눈물겨운 슬픈 이야기였다. 담담히 자기 인생을 남 이야기하듯 털어놓고 산을 내려가는 남자의 뒷모습을 물끄러미 바라보면서 소 여사는 가슴이 뭉클해졌다. 그리고 이내 자신이 폐암 치료를 받고 있는 환자라는 사실을 떠올리면서 남자가 해 온 방법을 따라 해 보자고 결심했다. 더욱이 그녀는 8000m가 넘는 히말라야 산의 베이스캠프를 여러 차례 방문한 산악인이었다.

백운대에서 내려온 그녀는 즉시 한살림에 들러 유기농 곡물을 샀다. 집에 돌아와서 냉수마찰을 하고 생식을 했더니 심한 소화 불량과 감기가 왔다. 다음 날에도 냉수마찰을 했다. 그러다가 의식을 잃고 쓰러지고 말았다. 119구급차에 실려 응급실에 갔다가 퇴원한 그녀가 나를 찾아왔다.

"저는 왜 냉수마찰이나 생식을 하면 부작용이 생기지요?"

암 환자는 냉수마찰, 생식이 다 독이다. 따뜻한 음식, 뜨거운 물로 목욕이나 샤워를 해야 한다. 채소, 과일도 익혀 먹어야 한다. 그녀가 백운대에서 만난 그 남자는 특별한 예외다. 그냥 특별한 예외가 아니라 아주 특별한 예외다. 정신력은 모든 상식을 초월한다. 소 여사 같은 보통 사람은 절대로 따라 해서는 안 된다. 99.9% 죽는다.

미국에서 찾지 못한 노인의 난치병－대장 통증

아파서 죽을 지경인데 병이 없다?

병원에서 여러 가지 검사한 결과, 아무 이상이 없다는데도 몸이 계속 아프다는 환자들이 있다. 미국 뉴욕에 살고 있는 70대 부인도 그랬다.

약 3년 전부터 잠자리에 누우면 복부 아래의 소장이 불뚝불뚝 치밀며 통증이 왔다. 그런데 낮에 서 있거나 앉아 있으면 그 증세가 전혀 없었다. 밤에 통증이 오면 남편이 복부 마사지를 해 주었는데 한동안 소장의 움직임이 사방으로 계속되다가 저절로 진정되어 잠이 들곤 했다.

뉴욕의 여러 전문 병원들을 찾아가 CT촬영, 엑스레이*X-ray*, MRI 등 최첨단 기계로 여러 차례 검사하고 진찰을 받았으나 결과는 아무 이상이 없다는 것뿐이었다. 전문 의사들도 원인을 찾지 못했다.

부인은 신진대사도 잘 되고 대소변도 정상이었다. 다른 육체적 불편도 없었고 정신적 부담도 거의 없었다. 오직 취침 시 고통이 유일한 골칫거리였다. 날이 갈수록 통증이 더 심해지는 바람에 부인은 매일 밤 지옥을 헤매다 잠들곤 했다.

현대의 정밀기계가 이상 없다고 하고 세계적인 전문가들이 문제가 없다고 하는데 정작 본인은 밤마다 두세 시간의 고통을 겪으니 자연히 노이로제가 왔다. 아프면 그 원인을 찾아 자르던가, 꿰매던가, 약을 먹든가 하는 처방이 나와서 아프지 않게 해 주는 게 의학이 아닌가. 현대 의학이 아무리 발달했다고 해도 병의 증세를 다루는 데는 한계가 있다는 생각을 지울 수가 없었다.

주위에서 여러 사람이 권하는 대로 중국인 한의사를 찾아가고 물리치료사도 불러 봤으나 조금도 호전되지 않았다. 그러다가 우연히 《누우면 죽고 걸으면 산다》는 책을 접하고는 내게 연락을 한 것이다. 당장 가고 싶지만 이런저런 일 때문에 두 달 후에 찾아오겠다고 했다. 나는 그 두 달 동안 해야 할 식이요법을 이메일로 보냈다.

먼저 대장, 소장에 있는 미생물에게 도움을 주는 식이요법을 권했다. 현미, 통밀, 흰 강낭콩, 통귀리, 마, 연근, 다시마 따위의 식품 가운데 구하기 쉬운 몇 가지를 찾아 밥을 짓도록 했다.

이 곡물들은 저항성 탄수화물이 많다. 이러한 탄수화물이 장 미생물의 활성화에 큰 도움을 준다. 변비, 설사나 배가 더부룩한 것 따위는 모두 이 미생물이 부족하여 생긴 현상들이다. 이 저항성 탄수화물의 섭취로 이런 증상은 치료된다.

이렇게 섞어 지은 밥을 수시로 먹는데 한두 숟가락의 양을 백 번 이상 씹어 먹도록 했다. 백 번을 씹어 먹으면 침샘에서 여러 가지 면역물질이 나와 소화와 기운을 돕는다. 씹는 동작은 턱 관절을 강화시키고 그 동작 자체가 대장의 기운을 키운다. 대장 경락이 아래턱과 연동되기 때문이다. 그래서 백 번 이상 씹어 먹는 게 좋다.

한 달쯤 지나자, 부인은 증세가 대강 30%쯤 좋아졌다는 연락을 해왔다.

통증은 원인부터 찾아라

미국 국립보건원이 2012년에 발표한 '인체 미생물 군집 프로젝트 *HMP*'에 따르면 사람의 몸에 사는 미생물의 수는 1만 종이 넘는다. 그 유전자 개수는 인간 유전자의 360배에 달하는 800만 개다. 미생물 세포의 숫자는 대강 사람의 10배, 무게는 0.9~2.3kg이다.

최근 미생물이 인간의 생존과 건강에 중요한 역할을 하는 것으로 밝혀지고 있다.

인간의 체내에는 섭취한 음식을 소화시키는 효소를 모두 갖고 있지 않다. 때문에 장에 있는 미생물이 우리가 먹은 음식 가운데 단백질, 지방질, 탄수화물의 대부분을 분해시켜야만 인체는 이 분해한 영양소를 흡수할 수 있다. 또 미생물은 비타민과 장내 염증을 억제하는 화합물같이 인간이 생산하지 못하는 유익한 물질을 만들어 낸다.

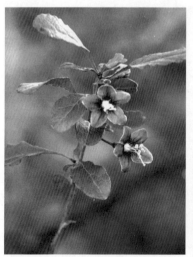
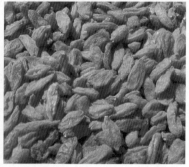

장생초라 불리는 구기자나무의 자색 꽃(왼쪽)과 붉게 익는 열매를 말린 한약재 구기자(오른쪽).

결국 인체와 미생물의 공생이 얼마나 중요한 것인지가 비로소 관심의 대상이 되고 있는 것이다. 다시 말하면 항생제가 독판을 치고 개판을 치는 현실에서 미생물이 현대인의 건강을 지키고 살리는 구세주, 불로초로 각광을 받고 있다.

그러나 부유하지만 멍청한 사람들은 물개가 물고기를 좋아하듯, 고양이가 쥐를 좋아하듯 병원과 약을 좋아한다. 그들은 돈으로 건강이 해결된다는 환상, 망상에 빠져 있다. 반면에 현명한 사람들은 거친 음식과 거친 생활을 하면서 병원은커녕 약국 근처에도 안 간다. 그들은 대중매체가 건강 검진의 중요성, 질병의 조기 발견의 중요성을 아무리 강조해도 '너는 떠들어라, 나는 내 갈 길을 간다'고 한다. 놀랍게도 그들은 건강하게 장수한다.

두 달 후, 부인이 한국에 왔다.

77세의 노인이지만 50대 여인의 모습이었다. 관찰 결과, 손과 발에 관절염이 있고 발이 무척 차가웠다.

보름 동안 손과 발, 대장을 따뜻하게 하는 공진단 추출액을 바르고 신장 기능을 살리는 난간전과 오수유탕吳茱萸湯을 복용하게 했다.

산형과에 속하는 회향의 노란색 꽃(오른쪽)과 그 열매.
소회향이라고도 한다(왼쪽).

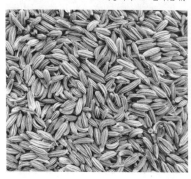

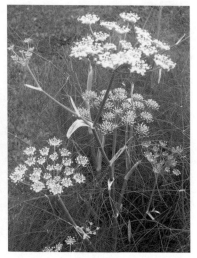

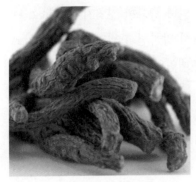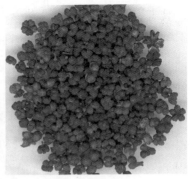

한방에서 당귀라 하는 참당귀의 뿌리(왼쪽)와 오수유라 하는 쉬나무의 붉은 색 열매(오른쪽).

난간전은 구기자, 당귀, 백복령, 오약, 소회향, 육계, 침향 등으로 구성되며 간경肝經에 차가운 기운이 몰린 증상을 따뜻하게 치료해 준다. 그리고 오수유탕은 아랫배가 찬 데 쓰이는 처방으로 오수유, 후박, 계피, 건강 각 4g, 백출, 진피, 천초 각 2g으로 구성된다.

　소장, 대장의 미생물이 활성화되고 신장 기능이 좋아지자 장 기능이 정상이 되었다. 관절염은 신장 기능과 관계가 깊다. 신장과 관절

산형과에 속하는 참당귀의 자줏빛 꽃(왼쪽)과 운향과의 낙엽교목인 쉬나무의 흰색 꽃(오른쪽).

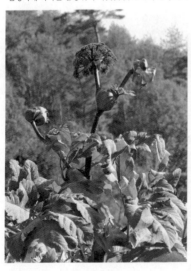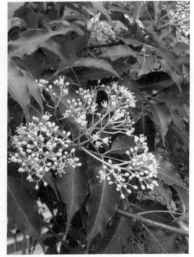

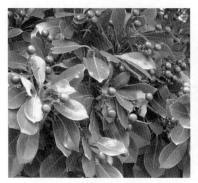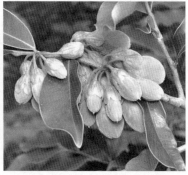

후박나무(왼쪽)와 침향나무(오른쪽). 그 줄기 껍질을 각각 후박, 침향이라 하여 약용한다.

은 한 몸이나 같다. 신장이 튼튼해야 뼈가 튼튼하다. 발바닥에는 용천혈湧泉穴이 있는데 이 용천혈이 신장의 원혈이다. 용천혈을 뜨겁게 해 주면 신장 기능이 살아난다.

그리고 발 전체에 공진단 추출액을 바르고 자면 다음날 아침에 일어날 때 몸이 가볍다. 관절의 통증도 많이 줄어든다. 거기에다 식이요법과 아랫배까지 내려가는 출장식 호흡법을 곁들인 복합 처방으로 완전히 고통에서 해방될 수 있다. 무려 3년간 괴롭히던 통증이 보름 만에 사라진 것이다,

통증은 그 부분이 막혀 있다는 몸의 신호다. 따라서 통증의 원인을 찾아야 한다. 수돗물이 안 나올 때 아무리 수도꼭지를 들여다봐야 물은 나오지 않는다. 저수지나 저수탱크에 물이 있는지를 살펴야 한다. 그동안 부인을 검사한 미국의 의료진들은 수도꼭지만 들여다본 셈이다. 수도꼭지를 아무리 들여다봐도, 최첨단 계측 기계로 아무리 살펴도 수돗물은 나오지 않는다. 한마디로 격화소양隔靴搔癢이요 남의 다리를 긁는 격이다.

인간의 위대한 힘–호메오스타시스

티베트 라디크에 있는 은둔 사찰의 승려들이 흙덩이처럼 보이는 밀기울 떡을 먹는 걸 보고 눈앞이 캄캄했다. 닷새 동안 스님들이 건넨 밀기울 떡을 입에 대지 않았다. 그런데 굶어 죽기 직전, 엄청난 변화가 일어났다. 아무 맛도 없고 모양도 흉측해 도저히 사람이 먹을 수 없는 음식이라고 생각했던 그 떡을 맛있게 먹어 치웠다. 마침내 내 혀에서 혁명이 일어났다. (일본 작가 후지와라 신야의 《동양기행》에서)

썩은 냄새냐 고소한 냄새냐

예전에 티켓 다방이란 것이 있었다. 대도시나 중소 도시, 산골이나 섬에도 다 이런 형태의 다방이 있었다. 이 다방의 여자 종업원은 손님과 술, 커피를 마시고 잠자리를 같이 했다. 만능 직업인이었다.

어느 종업원은 처음에는 커피를 한 잔만 마셔도 가슴이 뛰고 잠을 못 잤다. 그러다가 한 달쯤 지나자, 아무리 많은 커피를 마셔도 몸에 영향이 없었다. 어떤 날은 마흔 잔까지 마셔도 숙면을 취하는데 아무런 지장이 없었다. 또 어느 종업원은 소주를 한 잔만 마셔도 속이 울렁거리고 구토를 했다. 한 달이 지나자, 하루 종일 소주, 맥주, 양주를 마셔도 다음 날 새벽에 일어났다.

이처럼 인간의 호메오스타시스*homeostasis*는 대단하다.

우리 몸에는 자동 조절 장치가 달려 있다. 호메오스타시스가 작동을 하는 것이다. 날씨가 추우면 피부 혈관을 좁혀 피부에서 열이 나가는 것을 줄이고 신진대사를 활발하게 함으로써 몸 안의 체온을 높여 외부에 적응한다. 날씨가 더우면 땀을 흘려 체온을 조절한다.

호메오스타시스란 생물이 어떤 환경에 있더라도 체내의 상태를 생존할 수 있도록 대략 일정한 상태로 유지시키는 현상을 말하는데 미국의 생리학자 캐논이 정립한 개념이다.

우리 몸속의 보물인 호메오스타시스가 정말 대단하다는 것을 실증적으로 보여 준 사람이 있었다. 고교 시절, 친하게 지냈던 노준환이란 친구였다.

그는 서모와 싸우고 가출하면서 학교도 그만두고 삼선교 다리 밑에서 살았다. 다리 밑에는 가마니로 담을 쌓고 바닥에 멍석을 깔아 놓은 움막이 있었고 20여 명의 거지들이 살고 있었다. 이들은 동냥해 온 밥으로 끼니를 해결했는데 구걸해 온 밥을 '걸밥'이라 했다. 이 걸밥은 쉬거나 상한 경우가 많았다. 그런데 거지 동료들은 걸밥을 맛있게 먹지만 처음 들어온 그로서는 먹기는커녕 냄새만 맡아도 구역질이 났다.

며칠간 굶었다. 닷새가 지나자 걸밥에서 고소한 냄새가 나기 시작했다. 같은 밥에서 나는 냄새인데 구역질이 나다가 고소한 냄새가 나다니…. 배가 몹시 고팠던 그는 허겁지겁 고소한 냄새가 나는 밥을 먹었다. 썩은 냄새가 나는 개천 물도 마셨다. 평소 위장이 약해 소화제를 자주 복용한 그가 상한 밥을 잔뜩 먹어도 아무 탈이 없었다.

상한 밥에는 세균이 득실거린다. 몸은 위에 위산을 잔뜩 분비하는데 상한 밥이 위장에 들어오면 이 세균을 위산이 다 죽인다. 상한 밥에서 고소한 냄새가 나는 것은 몸에서 먹을 준비가 됐으니 안심하고 먹으라는 신호다. 말하자면 그의 몸이 상한 밥을 먹기에 알맞게 변화가 생긴 것이다. 썩은 냄새나 고소한 냄새나 모두 상대적인 것이다.

삼선교 하면 작가 박완서의 《그 남자네 집》이 떠오른다. 작가의 자전적 소설이라고도 하는 이 작품에서 주인공과 그보다 한 살 어린 상이군인은 삼선교의 포장마차 집에서 오뎅을 먹고 시를 읊었다. 바로 그 삼선교의 다리 밑에서 내 친구는 거지 생활을 시작한 것이다.

시간이 지남에 따라 그는 다리 밑에서 서서히 서열을 높여갔다. 거지 세계에서는 나이보다 힘이 센 사람이 형님인데 그는 고교 시절에 유도 3단, 청도관 당수 3단이었다. 게다가 나이를 일곱 살이나 올려 20세인데 27세로 행세했다. 이름도 유수로 바꿨다. 성이 '유'이고 이름이 '수'였다. 아마도 그가 좋아했던 가요 '낙화유수'에서 따온 이름이 아니었을까 싶다.

그는 술집에 갈 때면 항상 10여 명의 똘마니들과 갔다. 맥주잔에 소주를 잔뜩 채운 술잔을 높이 들고 '낙화유수'를 불렀다. 모두들 대장을 위한 건배의 노래로 따라 불렀다. 그럴 때면 술집 안의 손님들은 눈살을 찌푸렸고 주인도 속으로 '저 놈들! 귀신이 안 잡아 가나…' 했을 것이다. 이 노래는 1942년 남인수가 불렀다

이 강산 낙화유수 흐르는 봄에
새파란 잔디 얽어 지은 맹세야
세월에 꿈을 실어 마음을 실어

꽃다운 인생살이 고개를 넘자

탐욕은 가장 치료하기 어려운 중독증

세월이 흐르고, 내 친구는 정계에 발을 디뎌 집권 여당 지구당의 간부가 되었다. 한편으로는 똘마니 20여 명을 거느리는 다리 밑의 대장이었고 삼선교 지역의 실력자이기도 했다.

그가 똘마니들과 외출할 때면 모두 고급 신사복과 고급 구두를 신어 아무도 거지인 줄 몰랐다. 60년대에 신사복과 구두는 상당히 비싸서 서민은 입거나 신을 엄두도 못 내던 시절이었다. 물론 그 신사복과 구두는 모두 초상집에서 얻은 것들이다. 초상이 나면 제일 먼저 달려가 술과 밥, 고기를 잔뜩 얻어먹고 고인의 유품을 뒤졌던 것이다. 당연히 신사복과 구두는 그들의 몫이었다.

그런가 하면 거지굴에서 가까운 동숭동의 서울대학교 문리과대학 배지를 구해 신사복 상의에 달고 으스대기도 했다. 그러면서 많은 술집에서 돈을 우려냈고 많은 여자를 거느렸다.

60년대의 어느 날, 서울을 재개발하는 과정에서 상계동에 새로운 난민 정착촌이 건설되었다. 서울 시내의 무허가 집에 사는 수많은 사람들이 이곳으로 이주했다. 이 정착촌의 행동대장이 된 그는 밀려드는 수만 명의 사람들을 정리하고 질서를 유지하는데 큰 역할을 했다. 그러면서 이곳 중심지의 땅을 샀다.

상계동에 새로운 타운이 형성되자 헐값이던 땅값이 수십 배, 수백 배로 뛰었고 그는 노른자 땅에 카바레를 세우고 돈을 벌었다. 일약 부와 권력, 주먹을 거머쥔 지역 유지가 된 것이다.

몇 년 후에는 경기도 성남에 새로운 정착촌이 건설되었다. 이번에도 서울 중심지의 무허가 지역민들을 이주시켰다. 작가 조세희는 《난쟁이가 쏘아 올린 작은 공》이란 작품에서 이 지역의 부조리를 자세히 묘사했다.

그는 상계동의 경험을 살려 똘마니들과 이곳에서 맹활약을 했고 요지의 땅을 매입하여 여러 곳의 카바레를 개업했다. 한마디로 여러 개의 카바레를 가지고 있는 암흑가의 큰 손이 된 것이다. 그 카바레는 요즘 강남에 유행하는 풀코스 룸살롱과 같았다. 말하자면 그는 매춘 룸살롱의 원조인 셈이었다.

그 후 나와는 한동안 소식이 끊겼다. 그가 데리고 있던 직계 똘마니가 국회의원을 세 번이나 했다는 점에서 막연히 여당의 중진 의원으로 있지 않을까 생각하고 있을 뿐이었다.

어느 날, 그가 술에 잔뜩 취한 채 호텔에서 죽었다는 소식이 들렸다. 직계 똘마니의 애인과 한방에 묵고 있었다는 후문이다. 위대한 호메오스타시스를 가진 그 친구도 탐욕 앞에서는 속수무책이었던 것이다.

탐욕은 뇌에서 특별한 신호가 나오는 현상이다. 많은 재산을 가진 자가 더 많은 재산을 탐내고 큰 권력을 가진 자가 더 큰 권력을 욕심부리게 한다. 탐욕은 가장 너절하고 치료가 어려운 중독증이다. 부모도 죽이고 처자식도 죽이는 고약한 질병이다.

아토피 치료의 역주행

이기적 유전자의 불행

경허 스님의 해인사 시절, 승려로서의 마지막인 52세 무렵에 일으킨 이 이해할 수 없는 나병 환자 여인과의 무애행無碍行을 고비로 경허는 서서히 변해 가기 시작한다. 확인된 바는 없지만 여인으로부터 경허는 고질적인 피부병을 옮았다고 전해지고 있다. 나병은 아니었지만 여인으로부터 치명적인 피부병을 옮았으므로 이를 고치기 위해 찾아간 의원으로부터 다음과 같은 처방을 들었다고 한다.

"닭똥으로 소주를 달여 개고기와 곁들여 먹으면 효과가 있을 것입니다."

승려로서의 마지막 해인사 시절, 경허의 주량과 육량이 무서운 속도로 늘어 가 뒷날에는 술과 고기가 그에게 있어 몸의 일부분처럼 되어 버린 것은 그 여인으로 인해 옮은 피부병 때문이라는 것이 거의 정설로 알려지고 있다. 그리하여 이 무렵의 경허는 아예 바랑 속에 술병과 개다리를 넣고 다녔으며 생각나면 길거리에서도 개고기를 구워 먹기까지 했다고 전해지고 있다.

이 글은 최인호 작가의 장편소설 《할喝》의 한 대목이다. 이처럼 경허 스님 같은 해탈한 고승도 견디기 어려운 게 피부병이다.

국민건강보험공단이 발표한 자료에 따르면 2008~12년까지 연평균 104만 명의 환자가 아토피 진료를 받았다. 연령대별로 보면 9세 이하가 48.5%로 전체의 절반에 육박하고 그 중 67.6%가 4세 이하다. 그만큼 아토피 피부염의 고통에 시달리는 아이들이 많아졌다.

나를 찾아오는 환자 중에도 아토피 때문에 찾아오는 아이들이 점점 늘어 가고 있다. 올해 20세의 대학생인 영민 군도 그 중 한 명이다. 키가 작고 비쩍 마른데다가 심한 화상 환자처럼 얼굴이 얼룩얼룩, 알록달록했던 첫 인상이 지금도 기억에 또렷하다. 무엇보다 말하면서도 긁고, 밥 먹으면서도 얼굴과 몸을 긁어 대던 모습이 참으로 안쓰러웠다.

영민 군의 엄마는 둘째 아들인 영민이를 임신한 초기부터 배가 몹시 가려웠다. 병원 검사에서는 아무런 이상이 없다고 하는데 아랫배가 심하게 가려웠다. 뱃속의 아이가 커 갈수록 가려움증은 심해졌다. 아기를 낳자, 갓 태어난 아기는 새빨간 몸에 황달이 심하고 아토피가 전신에 있었다. 세상에 나오자마자 아토피로 고생한 것이다.

아이의 아토피는 알코올 중독자인 아버지의 정자가 어머니의 난자와 만나는 순간, 수정과 동시에 생긴 결과였다. 영국의 진화생물학자 리처드 도킨스가 저서 《이기적 유전자》에서 주장한 것처럼 DNA에 이미 아토피 유전자가 자리 잡고 있었던 아버지의 유전자가 어머니를 유전자의 수레로 이용한 셈이다.

예를 하나 더 들어보자. 어느 부인이 말기 암으로 세상을 떠나기 직전이 되었다. 부인은 소주, 개고기, 홍어회, 뱀탕이 먹고 싶었다. 교회에 열심히 다닌 그녀는 평소 술은커녕 개고기를 입에 댄 적이 없고 홍어회도 먹어본 적이 없었다. 더군다나 뱀탕은 구경한 적도 없었다. 평소에도 동물 영화에 뱀이 나오면 고개를 돌리곤 했다.

그럼 왜 갑자기 이런 것들이 먹고 싶었을까. 그녀의 부친은 강화도에서 어부 생활을 했다. 매일 술을 마시고 여름철 삼복 때는 개를 잡아 몸보신을 했다. 또 정력에는 구렁이가 물개보다 한 수 위라면서 수시로 구렁이를 잡아먹었는데 강화도에는 6·25전쟁 전에 구렁이가 많았다. 그리고 강화도 앞바다에서는 홍어가 많이 잡혔고 부친이 술 안주로 홍어회를 즐겨 들었던 것이다. 결국 부친의 유전자에 있던 소주, 개고기, 홍어회, 뱀탕이 딸에게 전달된 셈이다.

태어날 때부터 아토피 증상

아무튼 남편과의 사이가 좋지 않았던 영민이 엄마로서는 모든 게 후회스러웠다. 생각해 보면 그녀의 결혼은 철저하게 잘못된 인연이었다. 음악을 전공한 그녀는 여러 군데서 들어온 중매 가운데 행정고시 출신으로 공무원 생활을 하는 남편을 택했다. 남편은 허우대와 용모가 멋지고 매너도 좋았다.

두 사람은 세 번 만나고 결혼했다. 결혼식 날, 그녀는 울려 퍼지는 웨딩마치가 바그너의 결혼행진곡이라 다소 놀랐다. 불길한 생각마저 들었다.

'뭔 이따위 저주스런 음악을 결혼 입장식에 연주할까.'

바그너의 오페라 로엔그린 3막에서는 결혼행진곡을 따라 성배의 기사 로엔그린과 왕녀 엘자가 결혼하지만 그날 저녁 신랑은 멀리 떠나고 신부는 자살한다는 이야기가 떠올랐기 때문이었다.

신혼여행의 첫날 밤, 남편은 엄청난 술을 마시고 첫날밤을 치루는 둥 마는 둥 했다. 남녀 관계에 숙맥인 그녀는 남들도 다 그렇게 하는 줄 알았다. 다음 날 밤에도 남편은 술에 취했다. 그녀가 남편의 얼굴을 자세히 보니 정상인의 눈이 아니었다. 상한 생선의 눈알이었다.

집에 돌아와서도 남편은 열심히 직장 생활을 하고 밤에는 어김없이 술에 취해 들어왔다. 아무리 술에 취했어도 다음날이면 새벽에 일어나 우유 한 잔 마시고 칼같이 출근했다.

결혼 생활에 회의를 느끼기 시작한 그녀는 이혼해야겠다는 생각을 갖기 시작했다. 그런데 신혼여행에서 섹스 같지 않은 섹스를 한 것이 임신으로 연결됐다. 술에 취해 정신없는 남편이 강간을 하듯 올라와 10초도 안 되는 시간에 고무풍선에서 바람 새듯 사정을 하고는 시체처럼 골아 떨어졌는데 애가 들어선 것이었다.

아들이었다. 부모를 닮아 예쁘고 튼튼하게 자랐다. 하지만 남편은 여전히 술을 마시며 늦게 들어왔다. 의처증 탓인지 시간마다 집에 전화를 해서는 뭘 하는지, 누구를 만나는지를 꼬치꼬치 묻곤 했다. 그럴 때마다 그녀는 이혼해야겠다는 결심을 더욱 굳혀 갔다.

어느 날, 남편은 모범 공무원으로 대통령 표창까지 받아왔다. 그녀는 파렴치하고 알코올 중독인 남편이 모범 공무원이라는 게 이해가 되지 않았다. 마침내 이혼을 결심하고 이혼소송을 하려는데 뱃속에서 아이가 꿈틀거렸다.

첫 아들을 낳은 지 2년 만에 또 사내아이를 낳았다. '남들은 그렇게 애써도 임신이 안 되던데…' 하면서 두 번째로 낳은 아이가 바로 영민 군이었다.

영민 군은 첫째 아이와 달랐다. 태어날 때부터 전신에 아토피 증상이 심했다. 병원에서 치료를 하자 깨끗하게 증세가 없어졌지만 집에 온 지 일주일도 안 돼 피부가 여기저기 터지며 가려움증이 재발했다. 아기는 가려워서 30분 이상 깊은 잠에 들지 못했다. 병원에 가서 스테로이드, 면역 억제제, 항히스타민제 따위의 치료를 받으면 일시적으로 증상이 잠복해 있다가 다시 나타나곤 했다. 아토피에 좋다는 별처럼 많은 방법을 다 동원해 봤지만 아이의 상태는 호전될 기미가 없었다.

학교에 들어가자 철없는 또래의 아이들은 '문둥이'라고 놀렸다. 아이는 학교 가는 날보다 집에 있는 날이 더 많았다. 집에서 무섭게 많은 책을 읽었다. 가려워 미칠 지경이라도 책에 빠져들면 통증을 잊고 즐거운 시간을 보낼 수 있었다. 책은 아이에게 유명한 의사의 치료나 약물보다 효과가 더 있었다.

아이는 가뭄에 말라 죽어 가는 나무처럼 시들시들 자랐다. 또래 아이들보다 체중도 덜 나갔고 키도 훨씬 작았다. 가려움으로 밤에 30분 이상 숙면을 못하니 발육이 안 되는 것은 당연하다. 성장 호르몬은 취침 시 왕성하게 분비되기 때문이다. 그래도 성격 좋은 아이는 학교 공부는 하위권일지언정 독서와 글쓰기만은 학교에서 가장 우수한 학생이 되었다. 모두 아토피 덕분이었다.

아무거나 먹고 아무렇게나 지내라

나는 영민 군에게 공진단拱辰丹을 처방하고 방풍통성산防風通聖散에 금은화, 선퇴, 현삼을 넣고 분말한 것을 달맞이꽃 기름에 추출해서 피부에 바르거나 목욕할 때 쓰게 했다. 방풍통성산은 활석, 감초, 석고, 황금, 길경, 방풍, 천궁, 당귀, 적작약, 대황, 마황, 박하, 연교,

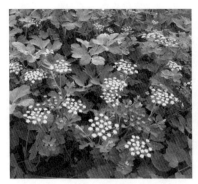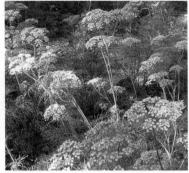

산형과의 여러해살이풀인 방풍(왼쪽)과 천궁(오른쪽). 각각 그 뿌리를 말려 약재로 쓴다.

망초, 형개, 백출, 치자 등 17개의 약초로 구성된 풍열 치료에 쓰는 대표적인 처방이다. 여기에 금은화, 선퇴, 현삼을 추가하여 가려움증

마황과의 초본식물 초마황(왼쪽)과 꿀풀과의 여러해살이풀인 박하(오른쪽). 각각 그 전초를 말려 약용한다.

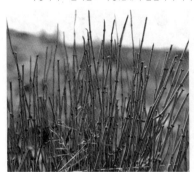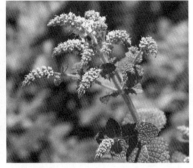

개나리의 열매인 연교(왼쪽)와 꿀풀과의 한해살이풀인 형개의 꽃대와 전초를 말려 약용한다(오른쪽).

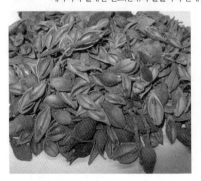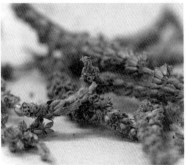

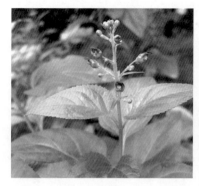
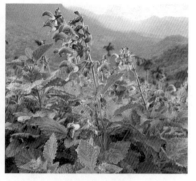

황록색 꽃이 피는 현삼(왼쪽)과 꿀풀과의 여러해살이풀인 단삼(오른쪽). 각각 뿌리를 약재로 쓴다.

이나 두드러기에 쓴다. 금은화는 인동초의 꽃이고, 선퇴는 매미 껍질로 예전에는 일반 가정에서 가려움증이 있을 때 많이 썼다. 현삼玄

콩과의 여러해살이풀인 고삼(왼쪽)과 덩굴성 여러해살이풀인 만삼(오른쪽). 각각 뿌리를 약재로 쓴다.

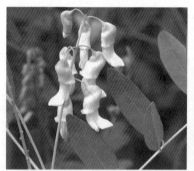
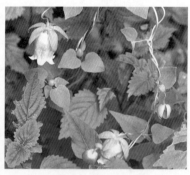

봉삼이라고도 하는 운향과의 백선(왼쪽)과 연삼으로 알려진 전호(오른쪽). 각각 뿌리를 약재로 쓴다.

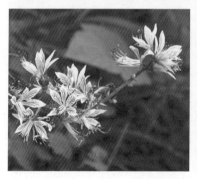
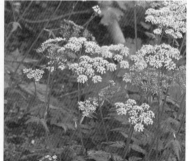

蔘은 '검은 인삼'이란 말로 열을 내리고 종기, 인후염 등의 염증 질환에 자주 이용하는 약재다.

한약재에 '삼蔘'자가 들어가는 게 몇 개 있다. 대표적인 게 산삼이고, 위에서 언급한 현삼 외에 단삼, 고삼, 사삼, 만삼, 해삼, 비삼 등이 있다. 사삼沙蔘은 초롱꽃과 식물인 잔대의 뿌리고, 해삼은 해양 무척추동물로 바다에서 나오는 것이며, 비삼은 까마귀라는 소문이 돌아 한동안 까마귀가 정력제로 수난을 당했다.

봉삼鳳蔘도 있다. 산삼이 천년을 묵으면 속에 목질의 심이 생기고 봉황의 날개처럼 날개가 생긴다고 했다. 언젠가, 어느 스님이 천년 이상 오래된 고찰을 복원하다가 수십 뿌리의 봉황삼을 발견했다. 부처님의 가피加被로 횡재를 했다고 생각한 스님은 거액을 받고 팔아서 모두 불사에 썼다고 한다. 이때 스님은 이것을 '봉삼'이라 불렀다는 것이다.

봉삼은 백선피의 뿌리로 피부병에 쓰는 약재다. 잎이 인삼과 같이 다섯 개가 달리고 뿌리는 산삼과 비슷한데 잔뿌리가 새 날개와 비슷하고 속에 목질의 심이 있다. 이밖에 연삼軟蔘도 소문이 자자한데 해

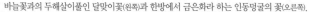

바늘꽃과의 두해살이풀인 달맞이꽃(왼쪽)과 한방에서 금은화라 하는 인동덩굴의 꽃(오른쪽).

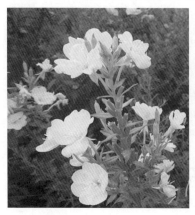 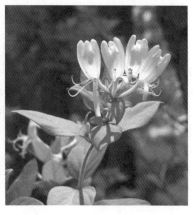

열제로 쓰는 전호의 뿌리를 말한다.

나는 영민 군에게 소엽을 뜨거운 물에 우려내서 수시로 세수나 목욕을 하도록 했다. 소엽은 붉은 색이 나는 깻잎으로 옻이 오르거나 생선을 먹고 두드러기가 날 때 그 즙을 바르면 효과가 좋다. 원인불명의 알레르기도 이 소엽 물에 담그면 증세가 가라앉는다.

영민 군은 틈날 때마다 소엽 물로 목욕하면서 방풍통성산 추출물을 전신에 발랐다. 방풍통성산은 약성이 차서 몸이 차거나 허약한 사람은 먹기보다는 추출액을 바르는 게 더 낫다. 달맞이꽃 기름만으로도 효과가 있으나 추출 방풍통성산은 효과가 더 크다.

식이요법에 대해서는 한마디도 하지 않았다. 그동안 아토피에 좋다는 수많은 식이요법을 써온 탓에 그 말 자체가 스트레스였을 것이다. 대체의학, 동종요법, 병원 치료, 한방 치료 등 모든 것이 몸서리치게 만드는 호환마마虎患媽媽 같을 게 뻔했다. 어쩌면 식이요법을 운운하는 의료진을 돈만 먹는 하마나 돼지, 사기꾼으로 여겼을지도 모른다.

"결국 물밖에 먹을 게 없더군요."

영민 군의 이 말 자체가 곧 냉소적인 의료 비판이었던 것이다.

실제로 식이요법에는 금기 사항이 많다. 먹어서 안 되는 항목이 한 권의 책이다. 또 먹어야 할 음식도 한 권의 책이다. 이제마 선생의 사상의학도 전문가마다 체질 감별이 달라 먹어야 할 음식도 수시로 변했다. 사상의학이 팔상의학八象醫學으로 분화되고 '16상의학'으로 나뉘기도 해서 더 혼란스럽다.

마음대로 먹고 추출물을 바르고 소엽 물로 목욕하고 약 처방을 한 지 두 달이 지나자, 증세가 아주 조금씩 나아지기 시작했다. 그러자 영민 군은 욕심이 생긴 모양이다.

"얼마나 있으면 다 나을까요?"

"20년 앓았으니 3년쯤 지나야 될 거야. 욕심을 버리면 2년이면 될 테고…."

해가 바뀌고 대학생이 된 영민 군은 처음 봤을 때와는 너무나 달랐다. 또래의 아이들처럼 몸무게도 정상이고 키도 컸다. 깊은 잠을 잘 수 있는 덕분이었다. 숙면을 하자 성장 호르몬이 왕성하게 분비되어 키가 훌쩍 자란 것이다.

아토피도 70%쯤 없어졌다. 아무거나 먹고 아무렇게나 지내면서 아토피를 친구처럼, 강아지처럼 여기며 지낸 덕택이었다. 말하자면 스트레스를 확 무시한 생활을 한 것이 치료 비결인 셈이었다. 약, 도포제, 소엽 따위는 보조제 역할을 한 데 불과했다.

오랫동안 아픈 체험이 있는 사람은 몸속에 많은 저항력, 면역력이 있다. 어설픈 식이요법이나 약품을 강요하면 새로운 스트레스가 된다. 그냥 놔두고 재미있게 지내는 게 비방이다.

골골하는 히말라야의 셰르파 노인들은 5000m를 올라가면 건장한 젊은이가 따를 수 없을 만큼 팔팔해진다. 노인의 체험 속에는 이 높은 산이 자기 집의 앞마당처럼 정답기 때문이다. 그래서 신바람이 난 노인은 젊은이의 체력을 넘어서는 것이다.

아토피가 80%쯤 없어져 지낼 만한 상태가 되자 영민 군은 비장한 어조로 말했다.

"다시 옛날로 돌아가라면 죽고 말겠어요."

암세포가 사라졌다. 그런데 굶어 죽었다

그동안 많은 불치병, 난치병 환자들이 내게 다녀갔다. 많은 사람이 살았고 많은 사람이 죽었다. 곧 죽을 것 같던 사람은 죽지 않고 죽지 않을 사람은 죽었다. 그 이유는 무엇일까. 나는 그들에게 면역력을 높이는 처방만을 했을 뿐인데….

암세포 아닌 암 치료가 사람을 죽인다

강원도 산골에서 한약방을 할 때였다. 어느 유명한 여류 예술가가 찾아왔다. 세계에서 가장 권위 있는, 가장 치료 비용이 비싼 텍사스에 있는 병원에서 난소암 수술을 받았다고 했다. 보통 사람은 여러 달을 기다려야 검사를 받는데 그녀는 손을 써서 재빨리 수술을 했다는 것이다.

그런데 항암 치료, 방사선 치료를 받다가 그만두었다고 한다. 체중이 너무 빠져 음식은커녕 물도 넘기기 힘들었기 때문이었다. 그 병원에서는 더 이상 할 게 없었다.

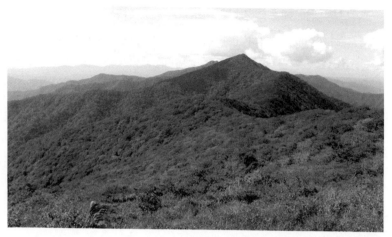

나는 그녀에게 약보다 올바른 호흡법과 식이요법 따위를 처방했다. 한 달이 지나자 간신히 걸을 수 있었고 음식을 조금 먹었다.

난소의 병은 신장병이다. 신장의 기능을 강화시키는 처방과 간 기능을 살리는 처방을 했는데 방태산의 나물, 약초, 햇빛, 공기도 다 한 몫씩 했다.

몇 달이 지나자 그녀는 방태산을 오르내릴 체력이 되었고 설악산 대청봉도 하루 걸음이 되었다. 이제는 누가 봐도 환자가 아니었다. 건강한 운동선수나 다름없었다.

"이제 체력이 생겼으니 병원에 가서 검사를 해봐야겠어요. 아직 암세포가 몸에 남았다면 씨를 말려 버리고 싶어요. 몸속에 암세포가 있다는 게 용납되지 않거든요."

그러나 그 말은 내게 한 마지막 말이 되고 말았다. 텍사스 병원에 가서 치료를 하고 몇 달 후 죽은 것이다. 몸속에서 암세포가 사라졌는데 왜 죽었을까. 이유는 간단하다. 암세포가 그녀를 죽인 게 아니라 암 치료가 죽인 것이다. 아무 것도 먹지 못해 굶어 죽은 것이다.

'인생은 짧고 예술은 길다. 기회는 덧없고 판단은 어렵다. 더구나 경험은 더욱 믿기 어렵다'고 말한 히포크라테스는 음식으로 고칠 수 없는 병은 약으로도 고칠 수 없다고 했다.

암세포를 없애는 약은 없다.

빈대를 잡으려고 초가삼간을 태우는 게 지금의 암 치료 요법이다. 독약을 몸에 넣으면 암세포와 면역세포가 같이 죽는다. 1차 세계대전 당시 플레밍이 상처에 소독약을 바르던 때와 별로 다를 바 없다.

사람들은 병이 생기면 항생제를 먹는다. 그리고 병이 나으면 항생제가 질병을 치료하는 약으로 생각한다. 그러나 항생제는 질병 치료제가 아니다. 질병 치료는 바로 나 자신이 한다. 내 몸에 있는 면역세포가 하는 것이다.

그러면 항생제는 뭘 하는가. 세균이 빠른 속도로 증식하는 것을 억제하는 역할을 한다. 세균이 증식을 못해 활동을 중지하는 동안에 우리 인체의 면역세포가 증식을 해서 질병을 이겨 내는 것이다.

암세포는 면역세포가 죽여야 한다. 면역세포를 활성화시키는 게 병 치료의 기본이다. 면역세포는 올바른 식이요법, 걷기, 호흡, 허브 처방이 적절하게 조화를 이룰 때 많이 생성된다. 반면에 항암 치료, 방사선 치료는 면역세포도 같이 죽이는 독약이다. 설사 항암주사를 맞더라도 튼튼한 사람만이 맞을 자격이 있다. 간이 약한 사람, 신장이 약한 사람, 폐가 약한 사람이나 간암, 신장암, 폐암에 항암제를 쓴다면 불난 집에 기름을 붓는 격이다.

암 치료에 대응하는 방법

병 없는 사람은 없다. 병은 생명체가 외부의 적과 싸우는 생명 현상이다. 병을 고마워하고 잘 다스려야 한다. 병이 없으면 죽은 목숨이다. 다음은 일반적으로 암 치료에 대응하는 방법이다.

(1) 모든 사람은 몸에 암세포가 있다. 이 암세포가 스스로 수십억 개로 복제되어야만 일반적 검사에서 알 수 있다. 의사가 치료 후 더 이상 암세포가 없다고 말하는 것은 암세포를 찾아내지 못했다는 것을 의미한다. 왜냐면 그 암세포가 발견할 수 없을 크기로 작아졌기 때문이다. 이 작은 암세포는 순식간에 수십억 개로 복제될 수 있다.

(2) 암세포는 사람의 수명이 있는 한 6~10배까지 증식한다.

(3) 사람의 면역체계가 충분히 강하면 암세포가 파괴되고 증식이나 덩어리, 즉 종양이 되는 것을 억제한다. 따라서 사람의 면역세포가 암세포를 이겨야 한다.

(4) 사람이 암에 걸리면 복합적인 영양 결핍 상태가 된다. 이것은 유전, 환경, 식생활, 생활 습관과 관계가 있다.

(5) 복합적인 영양 결핍을 극복하려면 좋은 식습관을 길러 면역체계를 강화시켜야 한다.

(6) 항암주사는 급속히 자라는 암세포를 독살하는 것이다. 그런데 골수, 위장, 내관內關 등에서 빨리 자라는 건강한 세포도 파괴하고 간, 콩팥, 심장, 폐에 있는 세포까지 파괴한다.

(7) 방사선 치료는 방사선이 암세포를 파괴하는 사이에 건강한 세포, 조직, 기관들을 화형시키고 흉터를 내고 손상을 입힌다.

(8) 항암요법과 방사선 치료는 종종 종양의 크기를 줄어들게는 한다. 그러나 한계성이 있을 뿐더러 항암 치료, 방사선 치료를 오래 하다보면 내성이 생겨 더 이상 듣지 않는다.

(9) 항암, 방사선 치료의 과다 사용은 인체의 면역체계를 파괴한다. 면역체계가 파괴되면 건강한 사람도 사소한 질병으로 죽는다.

⑩ 화학요법과 방사선은 암세포를 돌연변이 시킬 수 있고 저항력을 키워 파괴할 수 없게 만든다. 수술을 하면 암세포가 다른 장기로 이동, 즉 전이가 된다.

⑪ 암을 예방하려면 암세포가 증식하는데 필요한 영양분을 차단시켜 암세포를 굶겨 죽여야 한다. 암세포는 어떤 영양분을 필요로 하는가.

① 설탕은 암세포의 영양분이다. 설탕을 적게 먹는 것이 암세포의 중요한 영양분을 줄이는 효과를 가져온다. 뉴트라스위트*NutraSweet*, 이퀄*Equal*, 스푼풀*Spoonful* 따위의 설탕 대용품은 아스파탐으로 만드는데 이것 역시 해롭다. 자연적 대용품인 마누카 꿀이나 당밀도 적게 쓸수록 좋다. 식용 소금은 백색이 되게 화학첨가물을 쓴 것이므로 브랙의 아미노*Bragg's amino*, 천일염이 좋다.

② 우유는 인체, 특히 위장 내관에서 점액 생산을 돕는데 암은 이 점액을 먹고 산다. 우유 대신 무가당 두유를 먹으면 암세포가 굶어 죽는다.

③ 암세포는 산성 환경에서 자라고 육식은 산성이므로 생선, 약간의 닭고기가 최선이다. 육류에는 가축 항생제, 성장 호르몬, 기생충이 있는데 이것들은 다 해롭다. 특히 암 환자에게는 더 나쁘다. 그런데 개고기, 소고기, 유황 오리를 먹고 암을 이겨 낸 사람도 많음을 참고할 필요가 있다.

④ 신선한 채소나 주스, 잡곡, 씨앗, 견과류, 약간의 과일로 만든 식단은 인체가 알칼리성 환경이 되도록 80% 도와준다. 나머지 20%는 콩을 포함한 불에 익힌 음식이다. 신선한 채소 주스는 살아 있는 효소를 생산하며 인체에 쉽게 흡수돼 15분 안에 세포에까지 도달한다. 그래서 건강한 세포에게 영양을 공급하여 성장을 돕는다. 살아

있는 효소를 얻으려면 채소 주스를 마시고 하루 두세 번 생채소를 먹는 게 좋다. 효소는 섭씨 40도에서 파괴된다.

⑤ 카페인이 들어 있는 커피, 차, 초콜릿을 피하라. 녹차는 암 치료에 도움이 되는데 일본인 의사들은 위암의 제일 큰 원인으로 녹차를 지목하고 있다. 독소와 중금속을 피하려면 수돗물이 아닌 정수된 물을 마시는 게 좋지만 정수된 물에는 미네랄 성분이 없다. 생수가 제일 좋다는 의견이 지배적이다. 증류수는 산성이다.

⑥ 육류 단백질은 소화가 어려워 많은 소화효소를 필요로 한다. 소화되지 않은 육류는 장에 남아 썩거나 더 많은 독소를 만든다.

⑫ 암세포의 벽은 단단한 단백질로 둘러싸여 있다. 육류 섭취를 줄여라. 그러면 더 많은 효소가 암세포의 단백질 벽을 공격해 인체의 면역세포가 암세포를 공격하는데 도움이 되도록 한다.

⑬ 항산화제, 비타민, 미네랄 등 몇몇 보조 식품들(IP6, Flor-ssence, Essiac, EFAs 포함)은 면역세포를 활성화시켜 면역체계를 형성한다.

⑭ 암은 몸과 마음, 정신의 병이다. 활동적이고 긍정적인 정신은 암 치료에 도움이 된다. 분노, 비난, 불관용 따위는 인체를 산성의 상태로 만든다. 사랑과 용서를 배워라.

⑮ 암세포는 유산소 환경에서는 자라지 못한다. 매일 운동을 하고 심호흡을 하라.

위와 같이 암 치료에 대한 일반적인 견해를 곰곰이 살펴보면, 같은 암에 걸려도 왜 어떤 사람은 살고 어떤 사람은 죽는지를 유추할 수 있다. 사람마다 체질이 다르고 환경이 다르다. 서양 여자들은 출산 후 얼음물이나 아이스크림을 먹고 수영을 한다. 그러나 동양 사람이 따라 하다가는 산후풍이 생기고 죽을 수도 있다.

3

과한 것은 모자람만 못하다

여자의 변신은 능력이다

체중이 30kg 늘 수밖에 없었던 여인

산골에서 한약방을 할 때였다. 하루는 읍내 다방에서 일하는 미스 김이 찾아와 세상을 그만 살고 싶다고 했다.

"이런 뚱뚱한 몸을 가지고 사는 게 창피해요. 아무리 살 빼는 약을 먹어도 안 돼요. 속만 버렸어요."

30대 초반인데 몸무게가 84kg이니 그럴 만도 했다. 더구나 무분별한 생활과 비만에서 오는 질환이 한두 가지가 아니었다. 고혈압, 당뇨, 고지혈증, 지방간, 관절염, 자궁내막염, 불안, 우울, 의욕 상실, 월경불순, 피부병, 냉, 대하 등 헤아릴 수 없을 정도였다. 특히 그녀를 괴롭힌 것은 심한 불감증이었다. 자궁에 지방이 많고 간이 약해져 남자 관계에 전혀 감각이 없었다. 남자들은 그녀를 가리켜 '죽은 돼지, 돌덩이, 나무토막, 동굴'이라고 놀렸다.

며칠 전에도 찾아와서는 어느 짓궂은 남자로부터 입을 크게 벌리는 놀림을 당했다면서 하소연했다. 나는 그럴 때엔 새끼손가락을 그 남자 코앞에 들이밀라고 말해 주었다. 이튿날 그 남자가 다방에 왔는데 여느 때처럼 그녀 앞에서 입을 크게 벌렸을 때, 내가 시킨 대로 했더니 얼굴이 홍당무가 되어 조용히 사라졌다는 것이다. 남자들은 대부분 제 물건에 열등감을 느낀다. 남자에게는 그게 작다고 하는 게 큰 욕이다. 여자도 동굴이라고 하면 수치를 느낀다.

그녀가 다방에 나오게 된 사연은 듣기에 정말 안타까웠다.

사업에 실패한 부친은 알코올 중독자가 되어 밤마다 모친을 반쯤 죽도록 팼다. 견디다 못한 모친은 5남매를 두고 집을 나갔고 고등학생인 그녀가 가장 노릇을 할 수밖에 없었다.

첫 직장은 어느 소도시에 있는 다방이었다. 처음 며칠간은 커피 한 잔만 마셔도 가슴이 울렁거리고 잠을 못 잤으나 3개월쯤 되자 커피를 냉수 마시듯 마셔도 괜찮았다. 언젠가 하루 동안 마시는 커피를 헤아려 봤더니 거의 40잔을 마셨다.

그 무렵, 다방은 '티켓 다방'이라 하여 커피, 술, 몸을 파는 만능 백화점이었다. 여자 종업원은 손님이 다방에 들어오면 옆자리에 앉아 같이 차를 마시며 매상을 올렸다. 외부에서 부르면 커피를 들고 찾아가 손님이 주는 술을 마셨다. 막걸리를 마시는 자리에 가면 막걸리를, 소주를 마시는 자리에 가면 소주를, 맥주를 마시는 자리에 가면 맥주를 마셨다. 손님이 잠자리를 원하면 잠자리를 같이 했다.

그녀는 술을 마실 줄 몰랐다. 소주 반잔만 마셔도 속이 울렁거리고 얼굴이 홍당무처럼 빨개지고 머리가 부서질 듯 아팠다. 그래서 처음에는 손님이 주는 술을 받아 마시고는 화장실에 가서 다 토했다. 마시고 토하고, 다시 마시고 다시 토하기를 반복했다. 죽기 살기로 마시고 토하고, 울면서 마시고 또 토했다.

석 달이 지나자, 이제는 아침부터 막걸리, 소주, 맥주 따위를 하루 종일 마셔도 끄떡없는 술꾼이 되었다.

처음 이 일을 시작했을 때는 열여섯 살이었는데 서른한 살이니 15년의 경력이다. 하루 종일 술 마시고 커피 마시고 삼겹살, 통닭을 먹으면서 15년을 살아왔다는 사실이 신기하다.

다방 일은 어렵다. 봉급은 그 지역의 기관장보다 많이 받지만 그만큼 일도 많다. 커피 마시기, 술 마시기, 남자 따라가기 따위로 다방 주인에게 이익을 줘야 한다. 봉급은 어떤 일이라도 해야 하는, 악마와도 하룻밤을 자야 하는 일종의 노비 문서였다.

술을 잔뜩 마시고 삼겹살을 밤늦도록 먹고 남자 품에 취한 채 잠이 드는 일을 15년간 계속하면 죽거나 체중이 어마어마하게 늘어난다. 그녀 역시 54kg이던 몸무게가 84kg이나 되었다.

그동안 어린 동생들도 다 자라서 각자 자립을 했고 부친은 몇 년 전에 돌아가셨다. 더 이상 집에 돈을 보내지 않아도 되었다. 그러자 허탈감이 오며 심한 우울증에 빠졌다. 목표가 사라지자, 삶의 의욕도 사라졌다. 그동안에는 가족을 먹여 살려야 한다는 책임감에 커피, 술, 남자를 가리지 않았는데 이제는 커피, 술을 마실 필요도, 남자와 잘 이유도 없어졌다. 남은 것은 체중과 질병뿐이었다. 특히 엉망이 된 피부 때문에 더 죽고 싶었다.

미인 만드는 서시옥용산의 효능

나는 그녀에게, 옛날 궁중에서 많은 궁녀들이 임금의 사랑을 독차지할 때 썼던 비방을 처방해 주겠다고 했다. 그 대신, 다방 종업원 생활을 청산하라고 했다. 생활 환경을 바꿔야만 건강한 여인이 될 수 있기 때문이다.

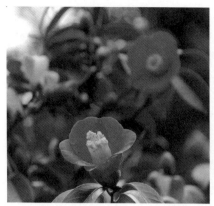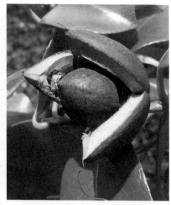

차나무과의 상록교목인 동백나무의 붉은 꽃(왼쪽)과 그 열매(오른쪽).

옛날에 궁중의 여인들은 임금의 사랑을 받기 위해 치열한 노력을 했다. 이미 예선에서 미인으로 선발된 여자들이지만 수백 명 가운데 임금의 총애를 받는 것은 하늘의 별을 따는 것만큼 어렵다. 임금의 눈길을 끌기 위해 사향노루 주머니를 몸에 차기도 하고 암컷 여우의 생식기를 은밀한 곳에 부착하거나 홍영사紅靈砂로 만든 부적을 챙기기도 했다. 또 아름다운 피부를 가꾸기 위해 여러 허브를 사용했다.

내가 그녀에게 해 준 처방은 서시옥용산西施玉容散이다. 동의보감에는 그 분말로 세수를 하고 목욕을 하면 얼굴이 서시西施처럼 옥 같은 여인이 되고 피부 미인이 되게 한다고 기록되어 있다.

그런데 분말을 물에 타서 쓰면 효율이 나쁘다. 동백기름에 분말을 넣어 잘 저어 준 후, 석 달이 지나면 그 분말의 약효가 동백기름에 추출된다. 동백기름은 영화배우 이영애가 얼굴 피부를 가꾸는 기본 화장수로도 유명하다.

참고로 동백나무는 두 가지가 유명하다. 김유정의 소설 《동백꽃》의 동백과 이미자의 노래 '동백아가씨'의 동백이다. 《동백꽃》의 동백은 노란 꽃이 피는 생강나무이고 '동백아가씨'의 동백은 빨간 꽃이

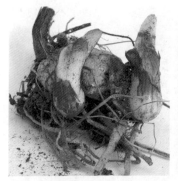
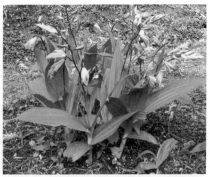

'자주색 난초'라는 뜻의 자란(오른쪽)과 그 덩이뿌리(왼쪽). 한방에서는 백급이라는 약재로 쓴다.

피는 동백나무이다. 바로 이 동백나무의 열매로 기름을 짠 것이 영화배우 이영애가 사용하고 서시옥용산을 우려내는 동백기름이다.

서시옥용산은 녹두, 백지, 백급, 백렴, 백강잠, 백부자, 천화분, 감송향, 삼내자, 곽향, 영릉향, 방풍, 고본, 조각자 등 14개의 약초로 구성된다. 춘추전국시대의 월나라 미인 서시 같은 미인이 되려고 많은 여인들이 이용했다. 이 처방은 아토피 피부에도 도움이 된다.

또 서시옥용산 동백유 추출물에 고백반枯白礬 분말을 섞어 부인과 질환에 쓰면 많은 효과를 본다. 고백반을 알맞게 배합하면 질의

마타리과 식물인 감송(왼쪽)과 그 뿌리 및 뿌리줄기(오른쪽). 감송향이라 하여 약재로 쓴다.

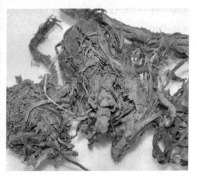

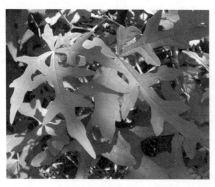
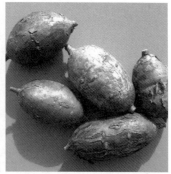

포도과의 덩굴 식물인 가회톱(왼쪽)과 그 덩이뿌리(오른쪽). 한방에서는 백렴이라는 약재로 쓴다.

수축력을 강화시키기 때문이다. 고백반은 백반을 불에 구워 분말을 한 것을 말한다. 백반은 약성가에 '백반의 맛은 시고 모든 독을 풀어 주고 기록에 나타나지 않는 어려운 증상들을 다스린다'고 되어 있다. 맛이 신 백반은 해독 기능이 높다. 여러 가지 독을 푸는데 일일이 열거할 수 없을 만큼 좋다. 더욱이 독성이 없어서 피부병, 치루, 부인의 생식기 질환에 도움이 된다.

티켓 다방을 그만 둔 미스 김은 중소 도시에 있는 여관에 종업원으로 취직했다. 커피, 술, 삼겹살을 전혀 먹지 않아도 되는 직장이었

생강과의 여러해살이풀인 삼내(오른쪽)와 그 뿌리줄기 (왼쪽). 삼내자라 하여 약재로 쓴다.

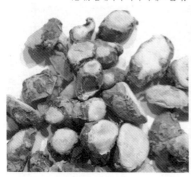
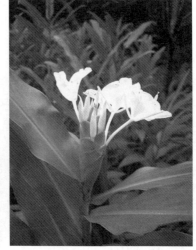

다. 예전에는 여관 종업원을 '조바'라 불렀다.

그녀는 하루 종일 청소나 빨래 따위의 허드렛일을 했다. 워낙 중노동에 단련된 몸이라 힘들지 않았다. 헬스클럽 운동이나 다름없었고 본인도 그렇게 여겼다. 그런데 여관 손님 중에는 여자를 찾는 사람이 종종 있었다. 그녀는 손님과 흥정했다.

"저는 뚱보니까 반값에 해 드릴게요."

서시옥용산으로 몸을 가꾸기 시작한 그녀는 예전의 '동굴 형' 미스 김이 아니었다. 남자는 그녀의 신축성에 넋이 나갔다. 더 놀란 것은 그녀 자신이었다. 내 처방을 받은 지 보름도 안 되어 외계에서 온 여인이 된 것이다. 전에는 남자가 들어와도 들어왔는지, 나가도 나갔는지 몰랐는데 이제는 심하게 전류가 흐르며 남자를 느꼈다.

하루에도 여러 명의 숙박객이 여자를 찾았고 그녀는 절반 가격으로 남자와 관계를 맺었다. 관계를 할 때마다 남자도 놀라고 그녀도 놀랐다. 그녀에 관한 소문이 작은 도시에 퍼져 나가자 낮에 일부러 찾아와 부르는 사람도 생겼다.

그녀는 품값을 올렸다. 스무 살의 날씬한 여인이 받는 품값을 받았다. 여관 주인은 모른 체했다. 오히려 낮에 여관을 찾는 사람들이 많

꿀풀과의 여러해살이풀인 방아풀(오른쪽). 그 잎과 줄기를 말려 곽향이라는 약재로 쓴다(왼쪽).

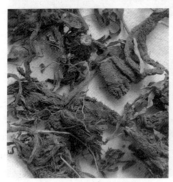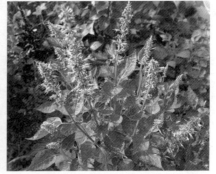

아져 은근히 좋아했다. 그녀는 하루에 두세 명의 남자와 관계를 했다. 모든 남자가 만족했고 그녀도 대부분의 남자가 쓸 만했다.

6개월이 지났다. 체중이 무려 15kg이나 빠졌다. 병원의 정기 검진에서 나타났던 질병들도 거의 없어졌다. 이제는 병원 약을 먹지 않아도 되었다.

다시 6개월이 지났고 단골손님은 하루에 서너 명으로 늘었다. 하루에 다섯 명과 상대해도 괜찮았다. 그녀도, 남자들도 다 즐거웠다. 그러자 체중이 12kg이나 줄었다. 일 년간 무려 27kg이 빠진 것이다. 더 놀라운 사실이 있었다. 아무 약도 먹지 않았는데 지방간, 고지혈증, 고혈압, 자궁내막염, 방광염, 피부병 따위가 사라진 것이다.

그러던 차에 그 지역에서 꽤나 돈 많은 50대 영감이 청혼을 했다. 수차례 관계를 가진 노인이었다. 부인이 자궁암으로 죽은 후 독신으로 살던 영감은 돈을 보고 덤벼드는 많은 여인을 외면하고 그녀를 택한 것이다.

"나는 미스 김처럼 성실하고 마음씨 좋고 일 잘하는 여자는 처음 봤소. 내가 수많은 여자와 사귀었지만 미스 김처럼 잘 맞는 찰떡궁합은 처음이요. 사는 게 별거요. 마음 맞고 잠자리 화목하면 더 바랄 게

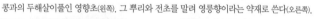
콩과의 두해살이풀인 영향초(왼쪽). 그 뿌리와 전초를 말려 영릉향이라는 약재로 쓴다(오른쪽).

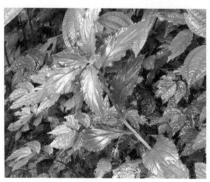 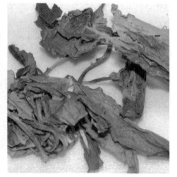

뭐 있겠소?"

체중도 빠지고 돈도 많이 벌어 여관 일도 하기 싫은데다가 남자도 신물이 나던 차에 영감의 제의를 받은 것이다.

약보다는 음식과 노동을

어느 날, 산골의 내 한약방 앞에 최고급 독일제 승용차가 나타났다. 차에서 내린 멋진 여인은 다름 아닌 미스 김이었다. 일 년 전의 모습은 온데간데없고 프랑스 대사로 보내도 전혀 손색없는 아우라가 있었다. 질병과 비계 덩어리였던 여인이 딱 일 년 만에 미스 코리아를 찜 쪄 먹을 여인으로 바뀐 것이다.

그녀를 본 순간, 아일랜드의 극작가 버나드 쇼가 쓴 《피그말리온》이란 희극 작품이 떠올랐다. '마이 페어 레이디'라는 제목의 영화와 뮤지컬로도 각색되어 엄청난 인기를 끌었던 작품이다. 작품에서 영웅적인 주인공은 무식하고 속물적이고 말투가 거친 빈민가 출신의 꽃 파는 처녀를 훈련시키고 교육시켜서 고상하고 세련된 상류사회의 귀부인으로 변신시켰다.

여담이지만 버나드 쇼는 엄청난 독설가로도 유명하다. '현대 무용의 선구자'라 불리는 무용가 이사도라 던컨이 버나드 쇼에게 말했다.

"당신의 머리와 내 몸매를 가진 아이가 태어나면 굉장하지 않을까요?"

"거꾸로 내 몸과 당신의 머리를 가진 아이가 태어난다면 얼마나 끔찍할지 생각해 보셨나요?"

이 바람에 천 명 이상의 남자와 잤다고 소문난 이사도라 던컨이 졸지에 '돌머리'가 되고 말았다.

어쨌든 미스 김은 《피그말리온》과는 달리 자수성가로 신분 상승을 했다. 그리고 남자에 관한 한, 그녀는 선덕여왕이나 측천무후, 예카테리나, 서태후, 개시, 에바 페론에 뒤지지 않는 고수가 되었다. 나는 그녀에게 농담을 건넸다.

"이만 죽어도 되겠네. 일 년만 살겠다고 했잖아."

"아니, 이렇게 좋은 세상에 죽다니요. 딱 백 살까지 살다가 죽으려고 해요. 선생님의 처방이면 임금님도 잡아먹겠어요. 대단해요."

그녀는 여관 종업원으로 심한 육체노동을 했다. 술, 커피, 통닭, 삼겹살을 끊고 열심히 일했다. 바로 이 노동이 그녀에게 평화와 행복을 준 것이다. 내가 해 준 처방은 보조일 뿐이다. '음식으로 고치지 못하는 병은 약으로도 고칠 수 없다'는 히포크라테스의 말은 반쯤 맞는 말이다. 음식만으로는 부족하다. 노동을 겸해야 한다.

나는 그녀에게 한마디 했다.

"자네를 보니, 음식과 노동으로 고치지 못하는 병은 약으로 고칠 수 없다는 말이 맞는 것 같네."

그러자 그녀가 한마디 거들었다.

"사내도 한몫해요."

찰고무 여인과 수수깡 청년

세월호 참사로 전국이 침통했던 지난해의 어느 날이었다. 자그마한 50대 여인이 수수깡처럼 마르고 초췌한 모습의 아들과 같이 왔다. 아들은 항암제를 여러 차례 맞고 파죽음이 된 암 환자 같았다. 멍한 표정의 그는 기운이 없어 곧 쓰러질 것처럼 보였다.

자유로운 영혼을 가진 남자와 여자

"애가 미국에서 공부하다가 너무 힘들어 다 죽게 됐어요. 스트레스를 얼마나 받았는지, 체중이 수십 킬로그램이나 빠지고 공부는커녕 밥도 제대로 못 먹어요. 병원에서는 아무 이상도 없다면서 정신신경과 진료를 받으라는데 애가 말을 안 들어요."

나는 모친을 밖에 있게 하고 아들과 단 둘이 이야기했다.

올해 27세인 그는 원래 신장 187㎝, 몸무게 80㎏의 건장한 몸이었다. 운동으로 다진 근육질의 청년으로 여자들이 다 부러워하는 마초였다. 남자들도 다 부러워하면서 미워했다. 잘 생긴 얼굴에 좋은 집

안 환경, 게다가 공부도 뛰어나게 잘했다. 특히 운동이나 공부만큼 여자에게도 자신이 있었다.

대학 시절, 미즈클럽에 나가 아르바이트를 했다. 그곳은 키가 187㎝ 이상이고 조각처럼 잘 다진 몸, 나이는 23세 미만의 잘 생긴 청년이 호스트의 기본 자격이었다. 연예인이 나오는 일류 룸살롱보다 더 고급 클럽이었다.

그는 아르바이트를 하면서 여자를 사랑보다는 섹스의 대상으로 보는 버릇이 생겼다. 전에는 인물, 몸매, 학벌, 나이, 교양 따위로 평가했는데 이제는 어떤 여자를 보더라도 '이 여자와 하룻밤 보내면 어떨까' 하는 생각이 앞섰다. 워낙 여러 계층의 여성을 대량으로 상대하다 생긴 버릇이었다. 고객층은 다양했다. 재벌가의 마나님, 고관대작의 사모님, 저명한 여류 인사, 유명 연예인 등을 두루두루 상대했으나 침대 위에서는 다 그게 그거였다.

미즈클럽에서 아르바이트를 하며 돈을 많이 번 그는 미국으로 유학을 갔다. 학비가 비싼 동부 사립대학에서 경영학을 공부했다. 그곳에서 우연히 한국 여인을 만났는데 35세의 이혼녀였다.

여인은 스무 살 연상의 남자와 살다가 많은 위자료를 받고 이혼한 뒤 이 대학의 객원연구원으로 다니고 있었다. 별로 내세울 만 게 없는 학력 탓에 시댁 식구들에게 무시와 천대를 받았던지라 명문대의 객원연구원으로 등록한 것이다. 이 대학에서는 많은 돈을 내고 연구원으로 등록하면 연구소의 한 귀퉁이에 작은 책상을 내주었다. 연구를 하든 말든 개의치 않았다.

연구원이 된 여인은 본인의 특기인 사냥 본능을 발휘했다. 사냥 목적은 향락과 기분 전환을 위한 섹스, 레크리에이션 섹스였고 그 조준망에 청년이 걸려든 것이다. 두 사람은 만나는 순간부터 불꽃이 일었다. 자유로운 영혼을 가지고 있던 두 사람인지라 찰떡궁합이었다.

두 사람은 통상 황금시간대보다 여러 배의 시간을 즐겼다. 청년이 만난 수많은 여자들보다 이 여인은 훨씬 고수였다. 여인도 같은 생각을 했다. 자기가 상대한 어느 남자보다 청년은 우성인자였다.

여인의 몸은 찰고무 같았다. 아무리 여러 시간을 맹렬하게 활동해도 지치지 않았다. 여인은 황금시간대에 단순히 감창소리를 내고 일을 마치는 여인과는 근본적으로 달랐다.

감창소리는 인위적으로도 가능한 소리다. 예전에 기생 학교인 권번券番에서는 여인들에게 소리, 무용, 악기를 가르쳤는데 남자와 잘 어울리는 합방 매너도 가르쳤고 남자들이 좋아하는 감창소리도 가르쳤다. 여인들은 소리를 배우듯 감창소리도 배웠다. 남자들은 이 감창소리에 더 흥분하고 자신의 사내를 자신했다.

그런데 이런 인위적인 감창소리로는 전혀 불가능한 상황이 있다. 오시마 나기사 감독이 제작한 일본 영화 '감각의 제국'은 여자들이 도달하는 최고의 경지를 묘사한 작품이다.

섹스로 석 달 만에 27kg 줄어들다니

일반적으로 여자들이 오르가슴 때 나오는 감창소리는 초급이나 중급 오르가슴 때 발생한다. 그러나 고급 오르가슴 상태가 되면 거의 죽음 상태가 되어 감창소리가 아니라 평소 듣지도 보지도 못한 엄청난 소리와 함께 전신 근육 경련이 일어난다.

이때 나오는 비명소리는 소프라노 성악가인 조수미가 내는 가장 높은 고음보다 높다. 얼굴 표정은 노르웨이의 화가 에드바르트 뭉크의 1893년 작품 '절규'를 연상시킨다. 물론 이 그림이 고통의 비명인지, 아니면 환희의 비명인지는 잘 모르겠지만.

여인은 황금시간대의 두 배가 지나면 '절규'의 경지로 들어갔다. 본인 자신도 의식이 없었다. 매 상황마다 반응이 달랐다. 어느 때는 엄청나게 눈물을 흘리며 울부짖었다. 마치 야생 동물이 된 듯했다. 그러다가 10여 분간 죽은 듯 누워 있곤 했다.

여인은 날마다 죽음의 절규, 환희의 비명, 야생 동물의 울부짖음에 도달했다. 그동안 수많은 여자와 관계했던 청년으로서는 이처럼 짐승이 되는 여인을 한번 만난 적이 있었다. 그 여인의 남편은 고위층에 있다가 비명횡사했는데 복상사했다는 소문이 돌았다. 그런데 이런 여인을 다시 만난 것이다.

어느 날이었다. 여인은 황금시간대를 두 차례 지나자 완전히 맹수가 되었다. 청년을 물어뜯고 세상이 떠나갈 듯한 비명을 지르더니 간질 환자처럼 전신의 근육 경련을 일으켰다. 그리고 이내 '나, 죽어' 하며 심하게 흐느껴 울더니 잠시 후에는 죽은 듯이 조용해졌다.

이런 상황을 처음 겪는 청년은 혹시 죽은 게 아닌가 하고 겁먹었다. 복상사…. 섹스를 하다가 뇌혈관이 터져 죽은 이야기를 들은 적이 있는 청년은 '혹시 복상사를 한 게 아닌가?' 생각되었다. 여인의 가슴을 만져 보니 심장이 뛰고 있었다. 또 입을 벌린 채 숨을 몰아쉬는 것도 확인했다. 잠시 후 눈을 뜬 여인이 일어나면서 '한 번 더…' 하자고 했다.

매일 밤 여인의 죽음의 절규가 이어졌다. 하루도 거르는 날이 없었다. 하룻밤에 두 번을 하는 날도 있었다. 이런 죽음의 섹스는 보통 섹스보다 100배의 에너지가 소모된다. 작가 헤밍웨이는 소설 《누구를 위하여 좋은 울리나》에서 주인공 남녀가 침낭에서 섹스를 하는 장면을 '그들은 낙하하는 즐거움을 가졌다'고 묘사하고 있는데 이런 정도의 섹스로는 기운이 빠지지 않는다. 그에 반해 이 두 사람의 섹스는 이종격투기를 능가하는 격렬함이 있었다.

점점 청년은 기운이 빠져나갔다. 이제는 여인이 두려워졌다. 그러나 여인의 욕망에는 브레이크가 없었다. 청년의 물건이 죽으면 살리는 기술 또한 기막혔다. 여인의 혀와 입은 마녀의 그것이었다. 청년은 더 이상 버틸 힘이 없었다.

석 달이 지나자 체중은 무려 27kg이나 빠졌다. 10여 년간 유지하던 80kg의 체중이 단 석 달 만에 53kg이 된 것이다. 이제는 몸이 물에 젖은 국수 가락처럼 축 늘어졌다. 섹스는커녕 발기도 되지 않았다. 얼굴은 황달에 걸린 사람처럼 누렇게 되었다. 뭘 먹어도 체중이 늘지 않았다. 온몸에서 기운이 다 빠져 껍질만 남은 수수깡이 되고 말았다. 반면에 여인은 피겨스케이팅의 여왕 김연아처럼 더 탄력 있는 몸이 되었다.

병원에 가서 진찰을 받았으나 전신에 아무 이상이 없었다. 그러나 걷기도 힘들고 먹기도 힘들뿐더러 잠자는 것도 편치 않았다. 항상 감기, 몸살 기운이 있었다. 여인을 보면 사람이 아닌 저승사자로 보였다. 공부 역시 불가능했다. 책을 보기만 해도 어지러웠다. 결국 귀국할 수밖에 없었다.

귀국 후 유명한 병원을 여러 군데 찾아갔으나 결과는 마찬가지였다. 아무런 병명이 나오지 않았다.

저체중은 병명이 아니다. 다만 체중이 덜 나가는 것뿐이다. 그런데 불과 3개월 만에 체중을 27kg이나 줄이려면 단식을 하거나 항암 치료, 방사선 치료를 받는 경우 이외에는 불가능하다. 저체중은 신진대사 기능에 이상을 초래한다. 소화 흡수가 되지 않고 설사로 빠져나간다.

예를 들어보자. 젊은 시절 프로 레슬링을 하던 친구의 이야기다. 이 친구는 키가 178㎝, 체중은 125㎏이었다. 한번은 모함을 당해 교도소에서 3개월을 복역했는데 그는 이 기회에 몸무게를 줄이겠다고 마음먹었다.

교회 장로인 그는 석 달 동안 죽지 않을 정도의 약간의 음식과 물만 마시고 성경책만 보면서 지냈다. 출소를 하고 몸무게를 쟀더니 체중계 눈금이 122㎏을 가리켰다. 내심 100㎏ 이하를 생각했었는데 겨우 3㎏밖에 줄어들지 않은 것이다. 체중계가 고장 난 것이라면서 다른 체중계에 올라갔다. 역시 눈금은 122에 머물렀다. 저녁 한 끼를 먹자 체중은 교도소에 들어가기 이전으로 되돌아갔다.

이렇게 줄이기 힘든 체중이 항암제 아닌 섹스로 줄어들다니…. 항암 치료를 받다 보면 체중이 엄청나게 빠지고 음식은커녕 물도 먹을 수 없는 상태가 된다. 이런 환자는 암세포가 아니라 굶어서 죽는다.

양기의 균형이 파괴되었다면

나는 암 환자를 다루듯 그의 몸을 살폈다. 우선 몸을 지탱하는 주춧돌인 신장의 기운이 고갈되었음을 깨우쳐줬다. 사실 인터넷의 발달로 포르노에 쉽게 접근하는 고등학생에게도 이 청년과 같은 증세가 생기는 경우가 많다.

내게도 같은 증상으로 찾아온 고등학생 환자가 있었다. 그 학생은 어릴 적부터 공부를 잘했고 중학교에서도 늘 상위권에 있었다. 그런데 고등학교에 들어가면서 인터넷에 빠져 많은 포르노물을 봤다. 학생은 포르노물을 보면서 하룻밤에 한두 차례 자위행위를 했다. 3개월이 지나자 정액이 나오지 않고 발기도 안 되었다. 체중도 형편없이

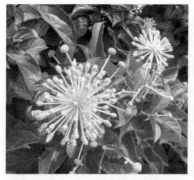
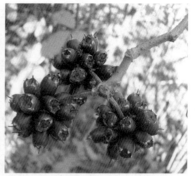

오갈피나무의 자주색 꽃(왼쪽)과 그 열매(오른쪽). 뿌리와 겉껍질은 오가피라 하여 약재로 쓴다.

빠졌고 학업도 엉망이 되었다. 학생은 전신에서 진액과 함께 영혼이 다 빠져나갔다는 죄책감에 빠지고 말았다. 그러나 병원 검사에서는 아무런 이상이 없다고 했다.

나를 찾아온 청년과 암 환자, 그리고 고등학생 환자는 공통점이 있다. 음식을 에너지로 전환시키는 장치에 고장이 난 것이다.

나는 청년에게 천천히 호흡을 하면서 걷도록 했다. 걸어 다닐 기운이 없기에 노르딕 워킹을 하면서 걸으라고 했다. 또 콩, 고구마, 현미, 통밀, 통귀리, 다시마, 표고버

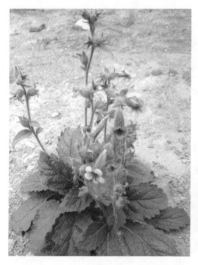

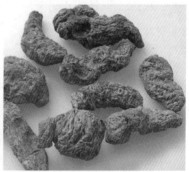

현삼과의 여러해살이풀인 지황(왼쪽)과 그 뿌리(오른쪽). 한방에서는 뿌리 생것을 생지황, 건조시킨 것을 건지황, 쪄서 말린 것을 숙지황이라 한다.

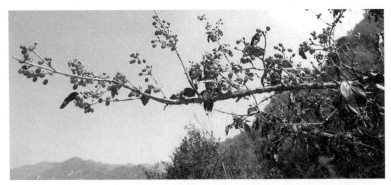

층층나무과의 낙엽송 소교목인 산수유나무. 빨간 색의 열매는 산수유라는 약재로 쓴다.

섯, 마, 우엉, 연근 중에서 먹고 싶은 것을 골라 먹으라고 했더니 마와 연근을 선택했다.

그는 마와 연근, 통밀을 갈아 전을 만들어 조금씩 먹으며 다녔다. 아주 적은 양을 백 번씩 씹어 먹으며 다녔다. 하루 10여 차례 먹었다. 그러면서 구기자, 오미자, 맥문동, 천문동, 오가피, 아가위, 삽주 뿌리, 육계, 생강을 혼합한 허브 차를 마셨다.

나는 신장 기능을 살리는 난간전, 팔미원八味元 따위의 처방을 해주었다. 팔미원은 숙지황 16g, 산수유, 산약 각 8g, 백복령, 택사,

자주색 꽃이 피는 백합과의 여러해살이풀인 맥문동(오른쪽). 그 덩이뿌리를 말려 약재로 쓴다(왼쪽).

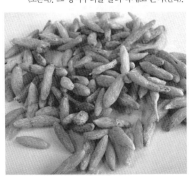

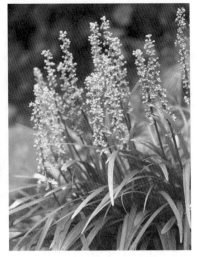

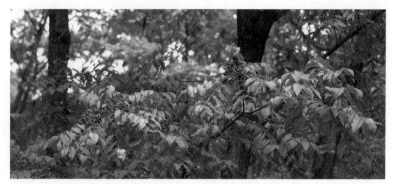

운향과의 낙엽교목인 황벽나무. 한방에서는 나무의 줄기껍질을 황경피라는 약재로 쓴다.

목단피 각 6g으로 구성되는 육미지황환六味地黃丸에다가 육계와 포제한 부자를 각각 2g씩 더하여 구성된다. 육미지황환은 정精을 보충해 주는 대표적인 처방이고 부자와 육계는 몸을 따뜻하게 데워 주는 약재로 신양腎陽의 기능을 도와준다.

그러나 팔미원은 소화가 안 돼 복용을 중단했다. 팔미원의 주약인 숙지황을 소화하지 못한 것이다. 그 대신 동의보감에 있는 삼일신기환三一腎氣丸을 장복하도록 했다. 이 처방은 신장 기운을 도와주는 유명한 처방으로 숙지황, 생건지황, 산약, 산수유 각 160g, 목단피, 백

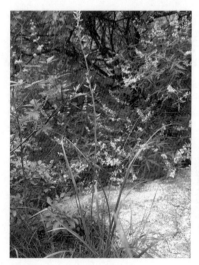

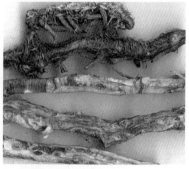

연한 자주색 꽃이 피는 여러해살이풀인 지모(왼쪽)와 그 뿌리줄기(오른쪽).

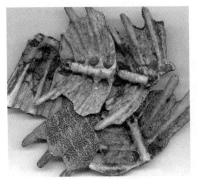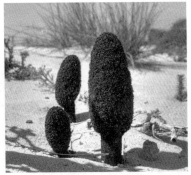

담수성 거북인 남생이의 배딱지인 귀판(왼쪽)과 납작한 원기둥 모양의 쇄양(오른쪽).

복령, 택사, 쇄양, 귀판 각 120g, 우슬, 구기자, 인삼, 맥문동, 천문동 각 80g, 지모, 황경피, 오미자, 육계 각 40g으로 구성된다.

무엇보다도 햇볕을 쬐면서 출장식 호흡을 하며 케겔 운동을 하라고 했다. 햇빛은 최대의 양기인데 그는 양기의 균형이 파괴된 상태였다. 또 과도한 섹스로 회음부의 근육이 허약해진 상태인데 케겔 운동은 이 근육을 강화시키는 이상적인 운동이다. 죽어 가는 사람의 항문이 열리는 것은 항문 근육이 제 기능을 못하기 때문이다.

그는 걷다가 힘들면 풀밭에 앉아서 케겔 운동을 겸한 출장식 호흡을 계속했다.

3개월이 지나자 몸무게가 12kg 늘어나 65kg이 되었다. 권투 선수 중에는 키 180cm에 체중이 65kg인 선수가 많으니 비로소 저체중이 아닌 날씬한 몸이 된 것이다. 마라톤 선수 같은 체격이다.

그러자 눈치도 없는 여자들이 다시 들이댔다. 그는 여자들이 핵무기나 AI 조류독감보다 더 무섭다고 털어놓았다.

바람피운 남편을 죽이고 싶을 때

'이년아, 수놈들은 다 똑같은 소리를 해!'

"클린턴 대통령의 부인 힐러리나 케네디 대통령의 부인 재클린은 정말 대단해요. 저는 도저히 못 참겠던데….”

바람을 피운 남편 때문에 생리가 막히면서 허리가 심하게 아프고 끝내 횡경근 통증으로 고생하다가 완치된 황 여사가 한 말이다.

여자들이 심한 스트레스를 받으면 우울증, 목 디스크, 생리 불통, 비만이 따라온다. 특히 남편이 바람을 피웠다면 이성적으로는 이해한다고 해도 몸은 용서하기가 쉽지 않다. 그렇다고 해서 힐러리 여사처럼 젊은 경호원들과 가까이 지내면서 남편과 통칠 수도 없고, 케네디 대통령이 마릴린 먼로와 어울릴 때 당대 최고 미남 배우인 윌리엄 홀덴을 백악관의 침실로 초대한 재클린 여사를 따라 할 수도 없는 노릇이다.

이럴 때 마음을 비우고 백팔 배를 하고 삼천 배를 하고 기도원에 가서 하루 종일 기도를 하여 어지러운 정신과 병든 몸이 치료된다면 우리는 해탈을 했다고 한다. 그런데 해탈은 낙타나 코끼리가 쥐구멍에 들어가는 것만큼 어렵다.

올해 43세인 황 여사는 유명한 바이올리니스트다. 일찍이 재능이 뛰어나 미국의 엘리트 코스를 마치고 국내에 돌아와서 활동하던 중 국내 20대 기업에 들어가는 재벌가의 아들과 결혼했다. 남편은 수십억을 호가하는 명품 바이올린 스트라디바리우스를 선물하면서 청혼을 했다.

그녀는 아이 둘을 낳고 남들처럼 살았다. 부친 회사에서 후계자 훈련을 받고 있는 남편은 퇴근을 하면 곧장 귀가했다. 남들처럼 직장 동료와 어울려 술판을 벌리지 않았다. 술, 담배를 일체 하지 않았고 오직 직장과 아내, 아이들, 그리고 교회에만 관심을 두었다.

어느 날, 이상한 전화가 걸려 왔다. 어느 여인이 남편의 아이를 키우고 있다는 것이다. 그것도 한 명이 아닌 두 명이었다. 아이들은 자신의 아이들과 나이가 같았다.

졸도하기까지 했던 그녀는 이혼을 결심했다. 그러자 시어머니가 나서서 달랬다. 시어머니는 자기 신세부터 타령했다. 시아버지가 무수히 많은 여자와 관계를 맺었고 적지 않은 아이들을 만들었다는 과거의 이야기였다. 한번은 젊은 여자가 찾아와서는 대뜸 나가라고 했단다.

"지금부터 여기서 살 거예요. 그이가 여기서 나와 같이 살자고 했어요. 늙은 마누라는 꼴도 보기도 싫다고 하면서요."

하도 많이 겪다 보니 시어머니는 백전노장이 되었다. 처음에는 토끼처럼 오슬오슬 떨었으나 이제는 맹수가 되었다.

"이 미친년아! 사내치고 그런 말 안 하는 놈이 어딨냐? 내가 너 같은 창녀들을 수십 명도 더 겪었어. 뭐 달린 놈들은 다 같아. 젊은 놈이나 늙은 놈이나 지껄이는 말은 똑같아. 며칠 지나면 또 다른 년에게 눈 돌리는 게 사내야. 네가 간음빙자 사기로 고소를 하든, 뭔 짓을 하든, 나는 관심 없어. 지금 넌 주거 침입을 했어. 곱게 나갈래, 아니면 경찰을 부를까?"

젊은 여자는 시어머니의 대찬 대응에 조용히 돌아갔다고 했다. 이야기를 마친 시어머니가 며느리를 달랬다.

"다 제 애비 유전자를 물려받았으니 어쩌겠느냐. 그리고 이혼하고 다른 사내를 만나도 다 그놈이 그놈이야. 아이들을 생각해서 아범을 용서하고 살도록 하려무나."

이성적으로는 문제가 해결되었다. 그런데 생리가 막히고 체중이 겁나게 불어났다. 허리에 통증도 심하게 왔다. 이제는 공개 석상에서 연주할 몸이 아니었다. 하루에도 몇 번씩 명품 바이올린을 부셔 버리고 싶은 충동을 받곤 했다.

'저 놈의 바이올린에 눈이 어두워 결혼하다니….'

우리 몸도 일등만 알아준다

시어머니가 며느리와 함께 나를 찾아왔다. 30여 년 전에 비슷한 상황을 겪은 시어머니는 내과 치료, 정신신경과 치료를 받았으나 호전되지 않아서 나를 찾아온 적이 있었다.

생리 불통과 비만은 몸이 용서하지 못한다는 증거다. 생리 불통에 효과가 있는 귀출파징탕歸朮破癥湯을 처방하자 평소보다 많은 생리혈이 나왔다.

동의보감에 나와 있는 귀출파징탕은 향부자, 삼릉, 봉출, 적작약, 당귀미, 청피, 오약, 홍화, 소목, 육계로 구성되는데 월경이 나오지

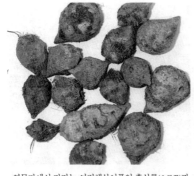

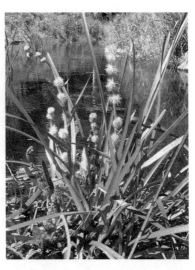

연못가에서 자라는 여러해살이풀인 흑삼릉(오른쪽)과
그 덩이뿌리(왼쪽). 삼릉이라는 약재로 쓴다.

않고 뱃속에 덩어리가 생겨 아플
때 쓰이는 처방이다.

석 달 후, 그녀는 생리가 정상적으로 되면서 체중도 원상태로 돌아
갔다. 하수도가 막히니 체중이 늘었다가 하수도가 뚫리니 몸이 가벼
워진 것이다.

한 달쯤 지나서 다시 찾아왔다. 목이 엄청나게 아파서 병원에 갔더
니 횡경근 통증이라는 진단을 받았다고 했다. 목 디스크 증세도 보인
다는 것이다. 횡경근은 목을 둘러
싼 근육이다. 스트레스를 받으면

생강과에 속하는 봉아출(오른쪽)과 그 뿌리(왼쪽). 한방
에서는 뿌리줄기를 봉출이라는 약재로 쓴다.

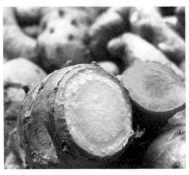

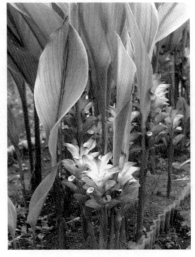

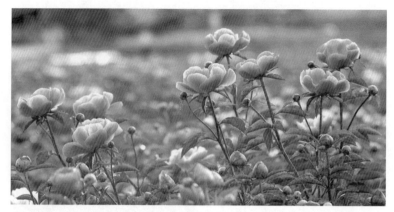

함박꽃이라고도 하는 작약. 붉은색이거나 분홍색의 꽃이 피며 그 뿌리를 적작약이라 하여 약재로 쓴다.

어깨가 경직되고 횡경근이 굳어지면서 목 디스크 증세가 온다.

우리 몸도 일등만 알아준다. 제일 아픈 곳이 있으면 다른 통증은 맥을 못 춘다. 선거에서 0.1%만 앞서도 대통령이 되고 차점자는 시야에서 사라지는 것과 비슷하다. 그녀로서는 제일 힘들었던 생리 불통과 비만이 없어지자 횡경근 통증을 느끼게 된 것이다.

나는 허브 처방을 하고 가열순환제 연고를 목에 바르게 했다.

그녀는 예전에 뉴욕에서 연주 공부할 때 손가락 마비와 통증을 겪은 적이 있었다. 현악기 연주자에게 손가락 통증은 죽음이나 다름없

귤나무의 덜 익은 열매 껍질을 말린 청피(왼쪽)와 육계나무의 어린 가지를 말린 계지(오른쪽).

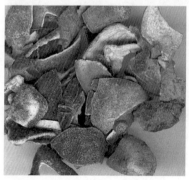
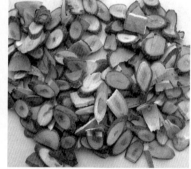

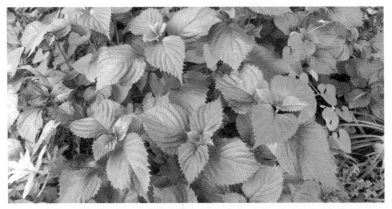
잎과 줄기가 짙은 보라색인 꿀풀과의 차즈기. 한방에서는 그 잎을 소엽이라 하여 약재로 쓴다.

다. 어느 세계적인 바이올리니스트는 어느 날 돌연 무대에서 사라졌다가 수 년 후에 다시 무대에 섰는데, 사연인즉 손가락이 아파서 연주를 중단한 것이었다.

그녀 역시 병원에 가서 치료를 받았으나 아무 소용이 없었다. 뉴욕에는 세계적인 병원들이 많지만 어느 곳에서도 그녀의 손가락을 치료하지 못했다. 그때 일 년 간 악기를 멀리하면서 내게 처방받은 가열순환제 연고를 발랐더니 손가락이 정상으로 돌아왔다.

이번에도 마찬가지였다. 연고를 바르고 소엽, 계지를 주축으로 하는 허브를 마시자 경직된 여인의 목은 부드럽게 되었다.

스트레스는 교감신경에 영향을 주고 이것은 림프절에 문제를 일으킨다. 림프절은 면역력과 백혈구를 관장하는 기관이다. 목에는 전체 림프절의 60%가 있다. 이곳에 공진단 추출액을 바르면 림프절의 기능이 원활해지면서 딱딱하던 목 근육이 부드러워진다.

밤마다 숫처녀가 되는 여인

정력에 좋으면 모든 곳에 다 좋다?

호랑이가 담배 먹던 시절에 여자의 처녀성은 중요한 보물이었다. 그러다가 미국의 경우, 1940년대에 이르러 젊은이들은 약혼을 하면 절반이 잠자리를 같이 했다. 동침 후 남자가 변심을 하면 여자는 보물인 처녀성을 상실한 '헌 여자'가 되어 시장가치가 하락했다.

이때 등장한 게 고가의 다이아몬드 약혼반지였다. 잠자리를 가진 후 남자가 변심하면 처녀성은 없어졌으나 비싼 반지가 남는 것이다. 결국 다이아몬드는 처녀성 상실에 대비한 보험이었고 '위자료'의 성격을 갖고 있는 셈이었다. 물론 지금은 처녀성에 대한 인식이 바뀌면서 다이아몬드의 역할도 달라졌다.

처녀성과 관련된 이야기를 하다 보니 두 번씩이나 나를 찾아온 50대의 안 사장이 떠오른다.

무역업을 하는 그는 10년 전에 신장과 전립선 질환 때문에 나를 찾아온 적이 있었다. 사업 때문에 날마다 술을 마시다가 사업이 어려워지자 극심한 스트레스에 시달렸다. 그래도 악바리 근성으로 역경을 이겨 냈는데 힘들 때마다 입버릇처럼 중얼거렸다.

'안씨, 강씨, 최씨 중에서, 나는 안씨야. 독한 최씨 열이 강씨 하나를 못 당하고, 독한 강씨 열이 안씨 하나를 못 이긴다는 말이 있잖아.'

그러나 아무리 독종이라도 계속되는 과음과 피로에는 당해 낼 수 없었다. 마침내 남자 문제에 비상사태가 왔다. 아무리 멋진 여자가 옆에 있어도 그의 남자는 반응이 없었다. 그때부터 비아그라를 비롯하여 정력에 좋다는 식품을 닥치는 대로 먹었다.

그는 말끝마다 '정력에 좋은 것은 모든 곳에 다 좋다'고 했다. 옻을 먹여 키운 닭과, 초오와 남성, 반하 따위의 잎이나 줄기, 뿌리 등 여러 가지 독초를 먹여 키운 염소도 먹었다. 이 식품들은 산골에서 정력제나 신경통, 보약제로 쓰이는 것들이다. 초오를 북어와 같이 삶아 먹기도 했는데 신경통, 정력에 이 초오북어탕을 따라올 게 없다. 구렁이나 칠점사보다 효과가 있다.

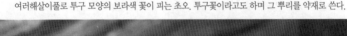

여러해살이풀로 투구 모양의 보라색 꽃이 피는 초오. 투구꽃이라고도 하며 그 뿌리를 약재로 쓴다.

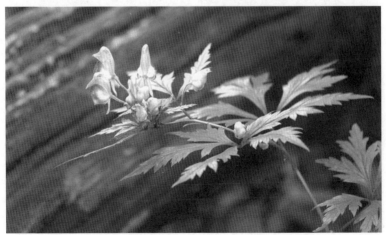

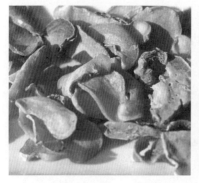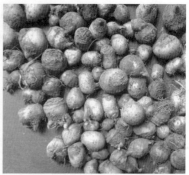

천남성의 뿌리줄기를 말린 한약재 천남성(왼쪽)과 반하의 덩이뿌리(오른쪽).

　그는 또 사업 관계로 자주 간 태국에서 유명한 정력제를 열심히 찾아다녔다. 수십 마리의 왕코브라를 먹었고 치앙마이 북쪽 산간에서 잡은 곰의 쓸개인 웅담도 수십 개를 먹었다. 왕코브라는 적을 만날 때면 멀리서 독을 쏘아 죽일 정도로 무서운 뱀인데 정글의 왕자인 사자도 이 뱀을 만나면 다람쥐처럼 도망친다.

　그가 온갖 정력제 복용에 투자한 돈은 거의 강남의 아파트 한 채

습기가 많은 곳에서 자라는 여러해살이풀인 천남성(왼쪽)과 이와 비슷하지만 크기가 훨씬 작은 반하(오른쪽).

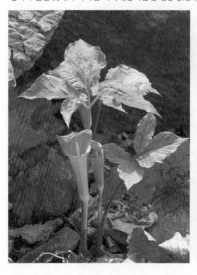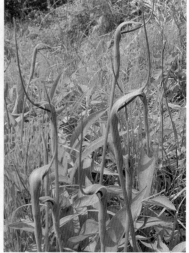

값이었다. 그러나 이 피나는 투자 역시 허탕이 되자 급기야 나를 찾아온 것이었다.

세상에서 오직 정력에만 특효인 처방은 없는 법이다. 어느 신문기자가 성의학의 세계적인 석학을 만나 정력에 좋은 처방을 물었다. 그러자 석학은 검지를 기자 코앞에 들이대면서 "이 손가락만 강해지는 처방이 있을까요?"라고 되물었단다.

남자를 밝히게 만드는 처방

나는 그의 신장과 전립선을 치료했다. 신장과 전립선은 한 기둥에서 자란 가지다. 신장을 치료하면 전립선 기능도 살아난다. 특히 모든 정력의 원천은 신장에 있고 전립선이 건강해야 무서운 사내가 되기 때문이다. 몇 달 후, 그의 신장과 전립선이 정상으로 돌아왔다.

10여 년 만에 다시 찾아오면서 이번에는 여자와 같이 왔다. 화장을 거의 하지 않은 듯한 여인은 단발머리여서 교회 전도사나 초등학교 선생님처럼 보였다. 두 사람은 띠 동갑이었다. 안 사장이 52세였고 여자는 40세였다. 하지만 안 사장은 나이보다 더 늙어 보였고 여자는 나이보다 어려 보였다.

나를 찾아온 이유는 간단했다. 동행한 여자에게 남자를 밝히는 처방을 해 달라는 것이었다.

그의 아내는 여러 해 전에 유방암으로 세상을 떠났는데 새 장가를 가려고 여자를 물색하다가 몸과 마음에 쏙 드는 여인을 만난 것이었다. 더구나 여인은 마흔 살이 되도록 독신으로 살아왔다고 했다. 여인은 첫눈에 보기에도 기품 있는 얼굴에 아담한 몸매였다. 남자에게 전혀 관심이 없는 듯 몹시 수줍음을 탔다. 눈을 내리깔고 상대의 시선을 피했다.

그런데 상대의 눈을 똑바로 안 보는 사람은 위험하다. 남자나 여자나 뱃속에 음흉한 마음이 있는 사람은 상대의 시선을 피한다. 눈은 영혼의 창이다. 영혼이 오염되면 발각되는 게 두렵다.

안 사장은 하늘이 자기를 위해 숨겼던 보물을 보낸 것 같다고 자랑했다.

그녀의 몸은 아주 차가웠다. 특히 하체는 북극 동토 지대였다.

나는 난간전 처방을 했다. 이 처방은 간, 신장이 약해 아랫배가 아픈데 잘 듣는다. 특히 남녀 관계에 무심한 여자에게 필요한 처방이다. 구기자 12g, 당귀 8~12g, 백복령, 오약, 소회향, 육계 각 8g, 목향 또는 침향 4g이 배합된다. 유난히 몸이 찬 사람, 특히 여자는 인삼을 잔뜩 넣고 오수유, 건강을 4g 넣는다. 본 처방에는 부자가 들어가지만 현대인에게 부자를 쓰려면 조심해야 한다.

그녀의 체질은 음중지음인陰中之陰人의 소음인이라 이 처방이 잘 들었던 모양이다. 며칠 후 안 사장이 전화를 했다. 아주 들뜬 목소리였다.

"선생님, 여자가 완전히 처녀예요. 요즘 세상에 마흔이 되도록 처녀라면 완전히 천연기념물이 아니겠어요. 아, 글쎄, 간신히 삽입을 했는데 여자가 아프다고 징징거리는 통에 애먹었어요. 하여간 오랜만에 처녀를 만났어요. 고등학교 이후 처음이에요. 여자 약 처방을 최고로 해 주세요. 비용은 따지지 마세요. 얼마든지 낼 게요."

내게 다녀간 다음날, 성급하게 여인을 침대로 끌어들인 모양이었다. 두 달이 지나고, 안 사장이 다시 전화를 했다. 이번에는 다 죽어 가는 목소리였다.

"여자가 남자를 안 밝히는 처방이 있나요?"

"왜요?"

"밤마다 하도 대들어서 죽겠어요. 어떤 날은 하루 저녁에 두 번이 나 요구해서 죽을 맛이에요. 제발 살려주세요."

그러다가 안 사장과 연락이 끊겼는데, 전해들은 후일담은 희대의 사기를 당했다는 내용이었다. 사연인즉, 이러했다.

뛰는 놈 위에 나는 년

그는 여인과 정식으로 결혼식을 올리기 전에 살림을 차렸다. 그리 고 여인을 믿는다면서 은행 통장과 도장, 심지어 인감도장까지 다 맡 겼다. 결혼식 날짜를 잡은 지 며칠 뒤, 돌연 여인이 사라졌다. 통장, 도장도 없어졌다. 뭔가 꺼림칙한 기분에 집 등기부 등본을 떼어 보니 사채업자에게 거액의 돈을 대출받은 것으로 기재되어 있었다.

독종인 안 사장은 사설 흥신소 를 통해 집요하게 여인의 행방을 추적했다. 거의 일 년 만에 여인 을 붙잡았는데 돈은 이미 허공으

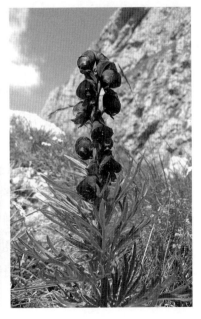

여러해살이풀인 바꽃류의 고산오두(오른쪽)와 그 뿌 리. 한방에서는 부자라는 약재로 쓴다(왼쪽).

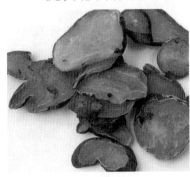

로 다 날아가고 없었다. 붙잡힌 여인이 털어놓은 인생 역정을 듣고 보니 그녀 또한 희대의 사기를 당한 피해자였다.

여인은 고등학교를 졸업하자 곧바로 접객업소에 취직을 했다. 고교 시절 간간이 아르바이트를 해서 용돈을 벌었던 곳이었다. 여자는 선천적으로 남자와 어울리는 게 즐거웠다. 아르바이트를 하면서 적성과 취향에 딱 들어맞았다고 생각한 결정이었다. 게다가 어마어마한 큰돈이 들어오니 신이 내린 직업이라는 생각마저 들었다.

단아한 얼굴에 아담한 몸매를 가진 그녀는 뭇 남성들에게 큰 인기를 끌었다. 많은 남자를 거치자 많은 돈이 들어왔다. 이번에는 직접 접객업소를 차렸다. 하지만 사기꾼에 걸려서 모아 놓은 돈을 몽땅 다 날렸다. 아무 생각 없이 눕기만 하면 돈이 벌렸는데 사업은 그렇게 녹녹치 않았던 것이다. 아니, 쉽게 벌어 쉽게 날린 셈이었다.

악을 쓰고 다시 돈을 벌기 시작했다. 무수히 많은 남자를 거치면서 돈이 모였다. 그러다가 멋진 남자를 만났는데 한 달도 안 돼 가진 돈을 다 털렸다. 알고 보니 조폭 출신의 제비였다. 그 제비는 여인의 돈이 바닥나자 새로운 거래처를 찾아 떠나고 말았다.

이제 여인은 늙고 의욕이 없었다. 남자들도 외면을 했다. 배운 게 오직 한 가지뿐인데 무용지물이 되고 말았다. 바로 그때 안 사장이 나타난 것이다.

안 사장을 만나 모처럼 풍요로운 생활을 하던 여인은 그의 재력이라면 결혼을 해도 충분하다고 생각했다. 그러나 호사다마好事多魔라고 했다. 그녀 앞에 제2의 조폭 제비가 나타난 것이다. 그녀는 제비와 황홀한 시간을 보냈다. 안 사장과 제비는 하늘과 땅만큼 기술과 능력의 차이가 있었다. 결국 두 사람은 안 사장의 재산을 가지고 사라졌던 것이다.

겉으로 보기에는 남녀 관계에 어수룩해 보일지라도 그녀는 강한 남자가 아니면 살 수 없는 체질이었다. 색에 관한 한, 최고수의 경지에 있었다. 남자들이 숫처녀를 밝히는 것을 알게 된 그녀는 한 노련한 선배로부터 비방을 전수받았다.

"일단 남자에게 숙맥인 체 해라. 마지못해 끌려가라. 제일 중요한 게 있다. 삽입하기 전에 몸속에 백반 가루를 넣어라. 남자가 들어오면 무척 쓰라리고 아프다. 그러나 그 보답은 열 배, 백 배, 크게는 천 배로 온다. 남자들은 다 숫처녀를 따먹었다고 생각하여 감격한다. 모든 수놈은 다 같다. 젊은 놈이건 늙은 놈이건, 차이가 없다. 학벌이 많은 놈이건, 지위가 높은 놈이건, 다 마찬가지다. 성직자거나 노동자거나, 뭣 달린 놈은 다 그놈이 그놈이다."

결국 여인은 밤마다 숫처녀가 될 수 있었다. 뛰는 놈 위에 나는 년이 있었던 셈이었다.

발기 지옥, '아! 너무 서 있네'

경찰관이 먼저 남자에게 물었다.

"직업은?"

"고추 장수."

이번에는 여자에게 물었다.

"직업은?"

"구멍가게."

경찰관이 목소리를 높였다.

"이 사람들이 누굴 놀려? 직업이 뭐냐고!"

다시 경찰관이 물어도 두 사람의 직업은 한결같이 고추 장수와 구멍가게였다. 실제로 남자는 장날을 찾아다니며 고추를 파는 고추 장수였고, 여자는 시장에서 구멍가게를 하고 있었다. 두 사람은 무슨 일로 경찰서에 끌려왔을까.

남자는 찾아다니는 5일장의 많은 여자들과 친밀한 관계를 맺었고, 여자는 장날에 찾아오는 많은 장사꾼들과 가까운 관계를 가졌는데 어찌 된 일인지 두 남녀가 만나고 나서는 다른 남자나 여자에게 눈길을 안 주고 바늘과 실처럼 살갑게 지냈다. 사람들은 '하늘이 내린 궁합'이라고 했다. 물론 두 사람은 유부남이고 유부녀였다. 두 사람의 부적절한 관계를 눈치 챈 남자의 아내와 여자의 남편이 현장을 덮쳤고 결국 두 사람은 경찰서로 끌려가 조사를 받은 것이었다.

칭기즈칸 시대의 정력을 물려받은 남자

그런데 놀라운 일이 생겼다. 남자의 아내와 여자의 남편이 공동 전선을 펴서 불륜의 남편과 아내를 공격하다가 어느덧 눈이 맞고 깊은 관계가 되었다. 그러면서 두 부부는 자연스럽게 스와핑을 했다. 시장 사람들은 '개만도 못한 인간들'이라고 욕을 하면서 은근히 부러워했다고 한다.

고추 장수인 40대의 남자는 누가 봐도 전형적인 몽골인의 생김새를 닮았다. 키가 작고 다리는 짧으면서 얼굴에는 광대뼈가 두드러졌다. 얇고 째진 눈, 옅은 눈썹, 쌍꺼풀이 없는 모습이었다. 더욱이 그는 칭기즈칸 시대의 정력을 그대로 물려받은 행운아였다. 그와 관계를 맺은 여자들은 영원히 그의 여자가 될 것 같았다.

중세 몽고족은 신이 낳은 가장 탁월한 야수였다. 훈누*Hunnu*라고도 불렀는데, 몽고말로 '사람'이란 뜻이다. 이들은 성채가 필요 없었다. 문화는 약탈하면 되는 것이기에 만들어 낼 필요가 없었다. 주택도 이동하기 쉬운 파오(게르)란 천막이면 족했고 세계에서 가장 성욕이 강한 집단이었다. 곡물 상용 인종이 아니라 동물의 고기와 피를 마셨고, 하루에 성교를 일곱 번이나 할 수 있었으며, 원정 때는 여인 대신 암캐를 데리고 다녔다.

바로 이런 부족 300개에 약 400만 명을 규합해서 13세기경 세계를 정복한 것이 칭기즈칸이란 인물이었다고 김성환의 《고바우의 유식한 잡학, 왜?》는 기술하고 있다.

그런데 남자가 한 번 사정을 하면 다시 정액이 생성될 때까지 3~4일이 걸린다는 게 의학계의 통설이다. 그렇다면 하루에 일곱 번이나 성교를 하는 몽골인들의 정력은 어찌 설명할 것인가.

1231년 몽골이 고려를 침략했고 고려 조정은 강화도로 도망가서 39년간 머물렀다. 육지에 남은 백성들은 몽골 병사들의 횡포로 처참하게 살았다. 특히 세계 최강의 성 능력이 있던 몽골 남자들이 고려의 여자들을 어찌 대했는지는 말할 필요가 없다. 극단적으로 보거나 상식적으로 보더라도 39년이란 세월이면 대다수 고려의 가임 여성은 몽골인들의 씨받이가 될 수밖에 없었다.

아무튼 하루 저녁에 일곱 번을 할 수 있는 칭기즈칸의 DNA를 물려받은 고추 장수를 부러워하지 않는 남자들은 없었다. 모든 장터의 사람들에게 그의 명성이 알려지자 피렌체의 영웅 카사노바에게 귀족 부인들이 긴 줄을 서듯 그의 능력을 기웃거리는 과부나 유부녀가 헤아릴 수 없이 많았다.

그는 장터를 돌아다닐 때면 늘 두 여자와 같이 다녔다. 구멍가게 여자가 정식 부인이 되었고 아내였던 여자는 애인이 되어 같이 고추 장사를 했다. 전 부인은 그의 능력을 따를 사람이 없자 다시 그의 곁으로 온 것이다.

그는 체력을 위해 특별히 운동을 하거나 특별한 자양강장滋養强壯 음식을 먹지 않았다. 보통 사람들처럼 식사를 했다. 같은 단백질을 먹어도 독사나 전갈은 맹독을 만들고 그가 먹는 것은 모두 체력이 되고 정력이 되었다.

그는 두 여자를 데리고 살면서도 쉬지 않고 이웃 여자들과 관계를 맺었다고 털어놓았다. 간혹 식사는 걸러도 여자는 거른 적이 한 번도 없었다는 것이다.

귀신 씨나락 까먹는 소리

그러던 어느 날이었다. 기본인 일곱 번을 하고도 남자가 죽지를 않았다. 다시 몇 차례 시도했는데 여전히 남자가 화를 내고 있었다. 자고 난 다음 날 아침에도 물건은 딱딱하게 버티고 있었고 심한 통증이 왔다. 장사하면서 허리를 엉거주춤 구부린 채 일을 하려니 몹시 불편했다. 움직일 때마다 아프더니 상처가 나며 쓰라렸다.

견디다 못해 병원을 찾아갔다. 그러나 의사는 죽은 걸 살리는 처방은 알고 있지만 산 것을 죽이는 처방은 몰랐던 모양이다. 백만 명에 한 명 있을까 말까 하는 희귀한 경우라는 말만 해 댔다. 몇 가지 약을 처방해 주지만 알고 한 처방이 아니라는 것을 눈치가 9단인 그가 모를 리 없었다. 의사는 이런 일이 계속되면 생식기의 해면체가 괴사돼 영영 불구가 될 수 있다는 기분 나쁜 소리만 늘어놓았다.

음경이 계속 발기되어 있는 상태를 음경 강직증이라 한다. 발기 부전으로 속 썩는 사람은 무척 부럽겠지만 당사자는 지옥이다. 일본의 작가 오쿠다 히데오의 소설 《인 더 풀》의 한 대목을 보자.

"문헌에 따르면 지속 발기증 혹은 음경 강직증이라고 한다는군요. 의학계에 보고된 사례가 수십 밖에 안 되는 증상입니다."
의사의 말에 데츠야는 어깨를 떨궜다. 사태의 심각함에 암담할 뿐이다.
"특별한 치료법은 없지만 불치병이라고 할 정도는 아닌 것 같습니다.

기록을 보면 가장 오래 간 사례라 해도 180일이었다고 하니까요."

"180일이요?"

저도 모르게 가성 같은 소리가 나왔다.

회사에 도착해 업무를 시작해도 성기는 수그러들 줄 몰랐다. 데츠야는 화장실에 들어가 자위를 했다. 3분 만에 방출했다. 성기를 가만히 들여다보았다. 여전히 꼿꼿하게 서 있다. 게다가 통증까지 있었다.

여자에게도 유사한 병이 있다. '지속성 생식기 흥분 장애*PGAD*'란 병명인데 2001년 처음으로 학계에 보고된 희귀병이다. 자동차를 타는 것처럼 큰 성적 자극이나 욕구가 없어도 수시로 오르가슴을 느낀다고 한다. 하루에 50여 차례 이상의 오르가슴을 느끼는 사례도 있는 것으로 알려져 있다. 물론 당사자는 '남들에게는 부러움의 대상이 될 수도 있지만 나에게는 하루하루가 고문이다. 일상생활 자체가 거의 불가능하다'고 말한다.

나의 친지 중에 오랫동안 술집을 해 온 사람이 있는데 돈을 벌어 주는 여인은 외모와 전혀 관계가 없다고 말한다. 여인 중에는 남자의 약한 자극에도 10여 차례 오르가슴을 느낀 여인이 있다는 것이다.

어쨌든 고추 장수는 조심조심 몸을 사리면서 장사를 계속했다. 그러면서 찬물에도 들어가고 숨도 막아 보고 여러 가지 방법을 동원했으나 모두 허사였다. 약국에 가서 증상을 설명하면 약사들은 하나같이 '이 사람이 뭔 귀신 씨나락 까먹는 소리를 하는가' 하는 표정을 지었다

한의학에 '양강불위陽強不痿'라는 말이 있다. 음보다 양이 훨씬 강해 성기가 위축되지 않는다는 말이다. 결핵 환자가 대표적으로 양은 강하고 음은 부족한 경우다. 가마솥에 물을 붓지 않고 불을 땐다면

어찌될까. 결핵 환자는 양이 너무 강해 죽어 가면서도 이성을 그리워
한다.

발기부전 치료제인 실데나필 첨가 약물을 먹고 지속 발기증이 생
기는 경우도 있다. 6시간 이상 발기가 지속되고 통증이 있으면 음경
조직이 파괴되고 영원히 발기하는 힘이 없어진다고 발기부전제 설
명서에 쓰여 있다.

청폐사간탕은 'TKO탕'

나를 찾아온 고추 장수는 말기 암 환자보다 더 절망된 표정을 짓고
있었다. 거의 죽어 가는 목소리로 사정을 했다. 하긴 대통령이나 재
벌과도 바꾸지 않을 보물이 고장 났으니 그럴 만할 것이다.

나는 태음 체질인 그에게 열을 내리는 청폐사간탕淸肺瀉肝湯을 처
방했다. 이 처방은 갈근 12g, 황금, 고본 각 8g, 길경, 백지, 나복자,

구릿대의 흰꽃(왼쪽)과 종 모양의 도라지 꽃(오른쪽). 각각 뿌리를 백지, 길경이라 하여 약재로 쓴다.

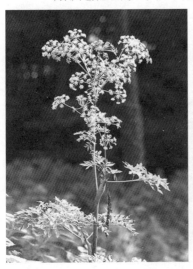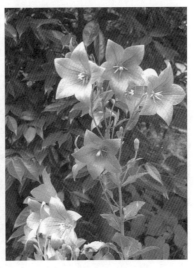

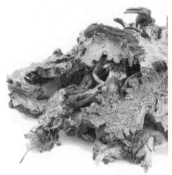
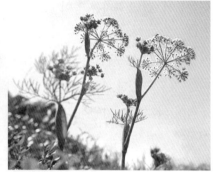

산형과의 여러해살이풀로 천궁과 닮은 흰꽃이 피는 고본(오른쪽). 그 뿌리를 말려 약재로 쓴다(왼쪽).

대황 각 4g으로 구성된 실증에 쓰는 약물로 동의수세보원에 있는 처방이다.

청폐사간탕을 한 첩 먹자 빳빳이 독사처럼 고개를 들고 있던 물건이 조금 수그러들었다. 2시간 후 다시 한 첩을 먹자 조금 더 수그러들었다. 지옥에서 한 발은 벗어난 셈이다. 그러나 완전히 탈출하지는 못했다. 다시 2시간 후 활석에 볶은 수질 분말을 10g쯤 먹자 비로소 정상으로 돌아왔다.

수질은 거머리다. 병원에서는 수술을 할 때 피가 응고되는 것을 방지하기 위해 이 거머리를 많이 사용한다. 음경의 혈액이 응고 상태가

꿀풀과의 여러해살이풀인 황금의 투구 모양의 꽃(오른쪽). 그 뿌리를 말려 약재로 쓴다(왼쪽).

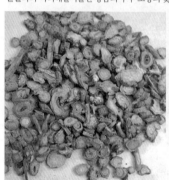
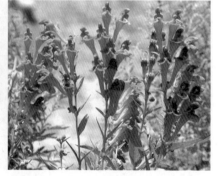

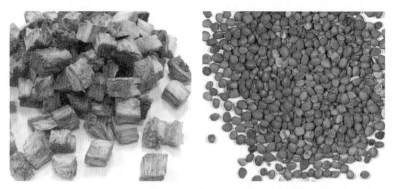

덩굴성 식물인 칡의 뿌리를 말린 갈근(왼쪽)과 무의 씨인 나복자(오른쪽).

되어 발기가 지속되다가 수질이 혈액을 녹이자 그렇게 요란을 떨던 성기가 비 맞은 국수 가락처럼 축 늘어진 것이다. 그는 청폐사간탕을 'TKO탕'이라고 불렀다. 완강히 버티던 물건을 반쯤 다운시켰으니 TKO를 당한 셈이라는 설명이다. 그럼 수질은 '핵주먹'이라고 해야 할까. 끝까지 버티던 물건을 흐물흐물하게 했으니까.

젊은 시절 정력을 과시하고 남용한 남자들은 대체로 환갑 전후가 되면 중풍, 반신불수, 암 따위가 찾아온다. 알코올 중독자나 마약 중독자도 같은 증세가 비슷한 시기에 찾아온다. 그들은 불치병으로 고생하다가 평균 수명을 넘기지 못하고 죽는다.

'있을 때 잘해'라는 말이 있다. 2006년 방영된 아침 드라마의 제목이고 가수 오승은이 2011년 부른 노래 제목이기도 하다. 건강할 때 잘 해야 한다. 항상 건강하게 사는 게 아니다.

과유불급過猶不及이다. 과한 것은 모자람만 못하다.

인체의 대들보―전립선과 자궁 기능

자궁에 근종 있다고 수술해야 할까

하루는 20대의 젊은 여자가 60대의 시부모를 모시고 찾아왔다. 시어머니에게 어른 주먹 만한 크기의 자궁 근종이 있다는 의사의 소견을 받았다는 것이다. 의사는 자궁을 절제하라 했고 시어머니는 자궁 절제를 원치 않았다. 자궁을 떼어 내면 여자 구실을 하지 못할 것이라는 생각이 앞섰기 때문이었다. 하긴 그럴 만도 했다.

나이 든 원장 수녀님과 젊은 수녀가 나눈 대화의 한 토막이다.

"자매님! 나는 이제 여자도 아니에요."

"무슨 말씀이세요?"

"나, 생리가 완전히 끊겼어요. 그러니 여자가 아니지요."

젊은 수녀로서는 원장 수녀가, 그것도 오십이 넘은 늙은 수녀가 생리가 없다고 여자가 아니라고 생각한다는 게 이해되지 않았다. 시부모를 모시고 온 젊은 며느리 역시 '환갑이 지난 시어머니가 자궁 절제를 싫어한다'는 게 납득되지 않았다. 이제는 전혀 쓸모없는 자궁을 떼어 내는 게 별일도 아니지 않은가.

시어머니가 내게 물었다.

"침을 잘 놓는 사람이 있어요. 그 사람 말로는 침으로 근종을 완전히 없앨 수 있다고 하던데요?"

근종은 지방 덩어리다. 즉, 자궁 근종은 자궁에 피딱지가 엉키고 뭉친 것이다. 전립선도 마찬가지다. 전립선 질환은 전립선 주위의 피딱지가 엉키고 뭉친 것이다. 전립선에만 지방 덩어리가 있는 게 아니다. 항문과 고환 사이의 회음혈 근처, 허벅지 안쪽, 사타구니에도 지방 덩어리들이 뭉쳐 있는 게 전립선 질환이다. 한의학에서는 이 피딱지를 '어혈瘀血'이라 한다.

자궁에 근종이 있다고 자궁을 제거하면 여러 가지 후유증이 온다. 자궁을 지나 흐르던 혈액에 이상이 오면서 여러 합병증이 온다.

이 근종을 없앨 수 있을까. 아니, 돼지기름 600g을 가느다란 침으로 찔러 없애는 게 가능할까.

며느리와 시어머니는 내 의견에 수긍했다. 한방 치료에 회의적이던 시아버지도 찌푸린 얼굴을 풀고 내 말에 귀를 기울였다.

성공한 중소 기업인인 시아버지는 미국 동부의 사립대학에서 경영학을 공부할 때부터 전립선이 부실했다. 근처 대학 병원에서 치료를 했으나 결과는 시원치 않았다. 의사의 소견은 음식을 조심하고 나빠지면 수술을 해야 한다는 것뿐이었다. 이 병원의 소견을 하느님 말씀처럼 여기던 시아버지가 내 의견이 옳다고 여긴 것이다. 하긴 그가 다녔던 미국의 유명한 병원이라도 모든 병을 다 고칠 수 없고 다 알 수도 없는 노릇이다.

나는 시어머니의 자궁 근종을 없애는 허브로 귀출파징탕을 처방하고 수질 분말을 복용하도록 했다. 향부자를 주약으로 하고 삼릉,

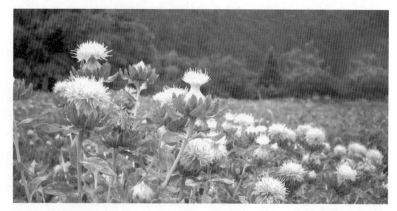

국화과의 두해살이풀인 잇꽃. 노랗게 피었다가 붉은 색으로 시드는 꽃을 홍화라고 하여 약용한다.

봉출, 적작약, 당귀미, 청피, 오약, 홍화, 소목, 육계로 구성되는 이 처방을 우선 한 달분을 주면서 다시 경과를 보기로 했다. 보름 후 며느리가 연락을 했다.

"약이 다 떨어졌어요. 좀 더 지어 주세요."

"한 달분 약을 지어 줬는데…."

다시 한 달분을 보냈다. 이번에도 보름 만에 약이 다 없어졌다는 연락이 왔다. 이렇게 석 달이 지난 어느 날, 며느리가 혼자 찾아와서는 웃으며 말했다.

녹나무과의 상록관목인 천태오약(오른쪽)과 그 뿌리를 말린 한약재 오약(왼쪽).

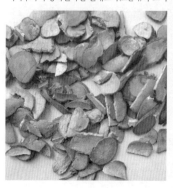
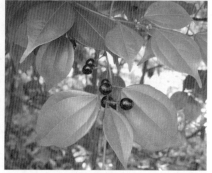

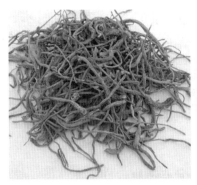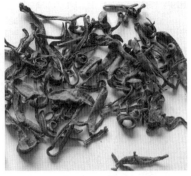

산형과의 초본식물인 당귀의 잔뿌리인 당귀미(왼쪽)와 거머리를 말린 수질(오른쪽).

"시어머니의 근종이 많이 줄어들었대요. 늙으면 그런 수가 많대요. 그런데 약을 시아버지도 같이 드셨나 봐요."

전립선, 자궁 기능이 정상이면

시부모를 모시고 사는 그녀는 며칠 전부터 시부모의 방에서 이상한 소리가 들린다고 했다. 처음에는 '야동'을 보시는 것 아닌가 라고 생각했었는데 알고 보니 그게 아니더라는 것이었다. 시아버지는 전

열대 지방에서 자라는 콩과의 상록교목인 소목. 그 나무 줄기를 말려 소목이라는 약재로 쓴다.

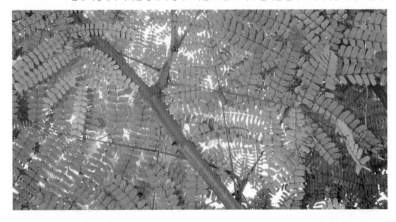

| 195 |

립선 기능이 살아나자 시어머니를 치근거렸고 시어머니는 '이놈의 영감이 미쳤나!' 하면서 시아버지 품에 안긴다는 것이다.

그녀는 내게 정말 고맙다고 했다. 만병통치약을 만들어 주었다면서 시어머니가 마더 데레사 수녀처럼 아주 좋은 분이 되었다고 했다. 우선 시아버지의 전립선이 정상이 되자, 시어머니의 혈색이 좋아지고 건강이 눈에 띄게 좋아졌다. 수십 군데가 아파서 수십 가지의 약을 먹었는데 이제는 아무런 약도 먹지 않고 아픈 데도 없어졌다. 날마다 며느리에게 잔소리, 군소리, 신경질을 부리던 것이 사라졌다는 이야기다. 여자가 음으로 가득 차면, 특히 재력 있는 시어머니가 전립선이 부실한 남편과 살면 며느리를 못살게 군다.

진돗개 암컷은 대체로 사람에게 온순하다. 그런데 간혹 수캐보다 더 사나운 암캐를 볼 수 있다. 50대 과부가 기르는 암캐 중에 이런 개가 많다. 과부는 꽉 찬 음기를 해소하지 못해 개에게 분풀이를 하고 과부나 다름없는 시어머니는 며느리에게 분풀이를 하는 것이다.

마침내 며느리가 조심스럽게 물었다.

"그런데 그 연배에도 정말 부부 관계를 하나요?"

신라 최초의 여왕인 선덕여왕은 환갑 가까운 나이에도 많은 남자와 관계를 맺었다. 중국 역사상 유일한 여제女帝인 당나라의 측천무후는 선덕여왕을 롤 모델로 삼아 황제가 되고 많은 남자를 거느렸다. 그녀의 정력은 환갑을 훌쩍 넘기고도 이어졌다. 측천무후는 13세 때 당 태종의 후궁으로 들어와 그의 아들과 관계를 맺었고 그 아들이 황제가 되자 권력을 휘두르다가 끝내 65세에 황제의 자리에 오른 여걸이다.

조선왕조 광해군 시절, '왕의 여자'로서 세도를 부린 여인 개시도 선조와 광해군을 같이 모셨다. 장희빈, 장녹수와 함께 조선시대 3대요부로 일컬어지는 그녀는 인물은 뛰어나지 못했지만 지략이 뛰어나고 잠자리 지략은 더 뛰어났다고 《연려실기술》 등 역사서에 기술되어 있다.

남자는 전립선이 정상이면, 즉 신장 기능이 정상이면 죽는 날까지 자손을 만들 수 있다. 여자는 자궁 기능이 원활하면, 즉 신장 기능이 정상이면 일흔이 넘어도 날마다 운우지정雲雨之情을 즐길 수 있다.

남자들이여, 전립선 기능을 살려라.

여자들이여, 자궁 기능을 살려라.

최배달과 괴력의 노인을 만든 호랑이 뼈

호랑이 뼈를 먹었더니

우리에게 '최배달'이란 이름으로 익숙한 최영의는 극진 가라테極眞
空手道의 창시자다. 전북 김제 출신으로 일제 강점기에 일본으로 건
너간 그는 두 차례 산속에 들어가 수련한 뒤에 맨손으로 소와 대결하
여 47마리를 쓰러뜨렸고 26마리의 쇠뿔을 손으로 잘라 버렸는가 하
면, 4마리는 즉사시켜 '신의 손'이란 칭호를 받았다.

그 후 일본의 유도, 검도 고수들과 대결한 것을 시작으로 세계를
돌면서 프로 레슬러, 복싱 챔피언, 무에타이 최고수, 쿵후 등 각 나라
의 무술 고수들과 대결하여 한 번도 패하지 않는 신화를 남겼다. 일
본 현풍관 도장에서 유도 고단자 100명과 격투에 가까운 실전을 벌
여 패하지 않은 일화도 유명하다.

일본 청소년들이 선정한 '위대한 영웅 10걸'에 뽑히기도 한 그의
파란만장한 일대기는 만화가 방학기의 대표작 《바람의 파이터》로 소
개되었고 2004년 영화로도 제작되었다.

어머니가 최배달을 임신했을 때였다. 아버지가 호랑이 뼈를 구해 왔다. 모친은 그 뼈를 가루를 내서 먹었는데, 그래서인지 아이가 열 살이 되자 일대에서 당할 또래가 없을 만큼 힘이 좋고 싸움을 잘했다. 다들 임꺽정이 환생했다고 했다.

호랑이 뼈, 즉 호골虎骨은 약성가에 '호랑이 뼈는 맛이 맵다. 무릎과 다리를 치료하고 통증을 없앤다. 중풍 질환도 치료한다'고 되어 있다. 한마디로 호랑이 뼈는 풍병風病을 없애고 뼈를 튼튼하게 하고 신장 기능을 좋게 한다. 머리뼈, 사지뼈를 약으로 쓰는데 수놈의 앞다리 정강이뼈인 호경골虎脛骨을 제일로 친다. 호랑이의 힘은 호경골에서 나오기 때문이다. 예전에는 신경통에 고양이를 먹었는데 호랑이 역시 고양잇과에 속한다.

호랑이 뼈를 이야기하자면 기억에 남는 노인이 있다.

바닷가 작은 도시에서 한약방을 하는 선배 노인이 있었다. 노인은 젊었을 때 많은 호랑이 뼈를 구해다가 수시로 여러 약제에 그 가루를 섞어 먹었다.

노인은 부인이 일찍 죽고 홀아비로 살았지만 새로 여자를 맞을 생각이 추호도 없었다. 왜냐면 동네 다방의 40~50대 마담들은 다 노인의 몫이었기 때문이다.

마담들은 처음에는 작은 체구에 배가 불룩 나온 70대의 노인을 우습게 여겼다. 그저 돈이나 많은 늙은이로 여겼고 돈을 노리면서 대들었다. 그런데 가볍게 하룻밤을 상대하려던 노인에게 산전수전 다 겪은 백전노장의 커리어 우먼인 마담들이 거꾸로 졸도를 했다.

다음 날부터 여인들은 정성껏 음식을 차려 노인 집의 냉장고에 넣고 춘향이가 이 도령을 기다리듯 노인이 불러 주기를 학수고대했다. 노인에게는 젊은이들도 따라갈 수 없는 괴력이 있었던 것이다.

물앵두나무 뿌리의 효험

존 메이어라는 미국의 싱어송라이터가 있다. 블루스와 컨트리를 연주하는 유명한 기타리스트인 그를 더욱 유명하게 만든 것은 제니퍼 에니스톤, 제시카 심슨, 테일러 스위프트, 케이티 페리 같은 여배우, 여가수들과 벌인 염문이었다. 그는 "내 성기는 일종의 백인 우월주의자다. 내 심장은 인종의 다양성을 인정한다. 그렇지만 성기는 KKK단이다"라고 큰소리를 쳤다. 과연 큰소리칠 만했을까. 남자들은 다 부러워했고 여자들은 퍽 궁금하게 여겼다.

그런가 하면 1920년대 무성 영화계를 빛낸 찰리 채플린은 헤아릴 수 없이 많은 미녀를 거느린 것으로 유명하다. 왜소한 체격인데도 엄청난 대포를 장착했기 때문이라고 한다. 그는 자기 성기의 크기를 자랑하면서 "내 물건은 세계 제8의 불가사의다"라고 큰소리쳤다.

선배 노인은 존 메이어보다 고수인 찰리 채플린의 대포와 호랑이뼈로 무장을 한 격이었다. 채플린보다 더 폭발력이 있는 셈이었다.

노인이 75세 때였다. 넘어져서 엉치뼈를 다쳤는데 병원에서는 워낙 나이가 많은지라 수술을 주저했다. 노인은 자식들을 윽박질러 수술을 하도록 했다. 기계톱으로 노인의 엉치뼈를 자르던 의료진은 깜짝 놀랐다. 뼈 골밀도가 40대 청년이나 다름없었던 것이다. 의사들은 궁금하기도 하고 부럽기도 했다. 비방을 물었으나 노인은 대답 대신 웃기만 했다.

수술을 마친 노인이 일반 병실에 옮겨가자, 화려한 옷차림의 여인들이 줄지어 병 문안 차 찾아왔다. 의사는 노인에게 물었다.

"딸이 이렇게 많아요?"

"호경골이 맺어 준 인연이야."

산골에서 한약방을 할 때, 이 노인처럼 70대인데도 근력이 젊은이 못지않은 노인이 있었다. 노인은 대낮에도 밭에서 일하는 부인을 불렀다. 부인은 노인보다 서른 살이나 어렸다. 노인이 밭머리에 나타나면 같이 일하는 아낙네들은 부인의 등을 떠밀곤 했다.

"빨리 집에 가게. 서방이 기다리네."

물론 동네 아낙네들은 늙은이가 주책을 부린다고 수군거렸지만 부러운 눈초리를 감추지 못했다. 잠시 후 상기된 표정을 채 식히지도 못한 부인이 밭으로 돌아왔다. 백두산에서 수련을 하다 온 이 노인은 평소 물앵두나무 뿌리를 자주 먹었다고 했다.

정력제와 낙태 약

물앵두나무 뿌리의 효험에 대한 이야기를 들은 30대의 한 젊은이가 있었다. 하초가 부실해 마누라한테 구박과 멸시를 받고 여러 병원, 약국을 다녔으나 허사였다. 이혼 서류에 도장을 찍기 직전, 한 친지로부터 물앵두나무 뿌리가 거기에 특효약이라는 말을 듣고는 여기저기 알아보다가 철원에 사는 한 친지에게서 구할 수 있다는 연락을 받았다. 많은 품삯을 주고 뿌리를 구했는데 친지가 그에게 물었다.

"이걸 어디에 쓰지? 우리 동네에서는 예전부터 여자들이 많이 썼어. 임신한 여자들이 낙태시키려고 이것을 삶아 먹었는데…."

"누가 정력제라고 하던데요?"

"미친 소리 마라. 독성이 많아 애까지 떨어뜨리는 약초야. 정력제로 쓰다니 말도 안 돼."

낙태를 시키는 약과 정력제는 얼핏 보면 거리가 멀다. 정력제는 임신을 시키는 것이고 낙태 약은 임신한 애를 없애는 것이니 서로 반대방향에 있다. 그러나 달리 보면 해석이 달라진다. 낙태 약이란 자궁에 혈류량을 증가시켜 태아가 밖으로 나오게 하는 기능이 있는 약이다. 발기 부전은 성기에 흐르는 혈류가 약한 상태인데 이 혈류의 흐름이 원활해지면 저절로 성기능이 좋아진다.

자초紫草라는 약초가 있다. 수십 년 된 자초를 술에 담그면 보랏빛으로 변한다. 몇 달이 지난 후, 이 술을 자기 전에 한 잔씩 마시면 훌륭한 정력의 소유자가 된다. 그런데 이것도 낙태 약으로 많이 사용되었다. 쓰고 찬 성분이 있어 위장 장애가 있는 사람이 먹으면 탈이 난다. 주로 피부병에 바르는 외용 약으로 쓰거나 옷에 자줏빛 염색을 할 때 사용한다.

어떤 약초든지 강한 성분이 있는 것은 독성이 있다. 독성을 이기려면 강한 간 기능이 필요하다. 간이 약해 골골하는 사람에게는 약이 아니라 건강을 크게 해치는 독약이 될 수 있다. 모든 약은 양날이 있는 법이다. 임신도 시키고 낙태도 시키듯.

중장년층에 회자되는 우스갯소리가 있다.

중년 여성에게 필요한 다섯 가지는?

'돈, 딸, 건강, 친구, 찜질방.'

중년 남성에게 필요한 다섯 가지는?

'아내, 마누라, 애들 엄마, 집사람, 와이프.'

남자들이여, 이 노인들과 같은 힘을 길러라. 그러면 설문조사 내용이 바뀔 것이다.

1. 남편 2. 남편 3. 남편 4. 남편 5. 남편

4

걸어야 사는 이유

지리산 약초와 산나물의 신비

걸으면 면역력이 높아지나요?

"걸으면 정말 나을까요?"

10여 년째 시간강사로 일하고 있는 강 박사의 아내가 내게 던진 첫 번째 질문이었다.

강 박사는 독일 라이프치히대학에서 철학을 전공했고 같은 학교에서 같은 전공을 한 한국 여인과 결혼을 했다. 두 사람은 똑같이 철학박사 학위를 받고 국내에 들어왔지만 대학에 아무런 연고가 없는 그들로서는 시간강사로 10여 년의 세월을 보낼 수밖에 없었다. 시간강사는 3D 업종의 하나로 치부될 만큼 뼈 빠지게 일해도 생활이 어렵다. 결국 40대 중반인 강 박사에게 남은 것은 간경화와 가난, 그리고 생활에 찌든 아내뿐이었다.

아무리 죽을병에 걸렸어도 걷는 게 좋다는 설명을 듣고 난 그의 아내가 다시 물었다.

"걸으면 왜 면역력이 높아지나요?"

철학은 두뇌로 한다. 두뇌는 의외로 많은 에너지를 소비한다. 가만히 앉아 책을 보거나 글을 쓰면 두뇌에 있는 에너지만으로는 부족하다. 모자라는 에너지는 근육에 저장한 포도당을 가져다 쓴다. 더구나 충분한 실력이 있는데 제 값을 못 받고 일용 노동자 수준의 시간강사를 10여 년간 하면 엄청난 고뇌와 스트레스가 생긴다. 체력은 약해지고 간 기능은 나빠진다.

일단 걸으면 잡념이 없어지고 허벅지에 근육이 생긴다. 면역력이 높아지는 것이다. 중병, 난치병이 낫는 첫 번째 이유다. 병원에 누워 있으면 살아서 기분 좋게 나가는 사람보다 죽어 가는 사람을 더 많이 본다. 누워 있는 것 자체도 문제지만 이런 부정적 환경은 부정적 생각을 부르고 면역력을 떨어뜨리는 결과를 가져온다.

강 박사는 곧장 학교를 등지고, 도시를 등지고, 책과 글쓰기를 등지고 고향으로 내려가겠다고 했다. 그런데 막상 가려고 하니 한 가지가 마음에 걸렸다.

그는 고향에서 어렸을 때부터 항상 일등만 하는 수재였다. 초등학교, 중학교, 고등학교를 다니면서 항상 전교 일등만 하여 도지사 상을 무수히 받았다. 부모와 고향 사람들, 그리고 학교에서는 법대에 진학하라고 했지만 철학과를 지망했다. 자연히 모든 사람들이 한심하게 여겼다.

"판, 검사는 따 놓은 당상인데…. 애가 돈 거 아닌가?"

그런 그가 빈손으로, 그것도 생활능력이 전혀 없는 박사 아내를 데리고 고향에 가자니 큰 용기가 필요했다.

"이런 관문을 통과하지 못하고 체면에 얽매이면 불치병을 고치기란 애당초 틀렸지요."

나는 그에게 이 한마디만 했다.

체면이란 굴레를 벗어던진 그는 고향에 내려가자마자 술, 담배부터 끊었다.

널려 있는 산나물이 간에 좋다니

평소 잇몸이 자주 아프고 피가 났는데 산사, 즉 아가위를 진하게 달여 먹자 치혈이 없어졌다. 또 산초 열매를 갈아 족도리풀인 세신의 뿌리를 섞어 양치질을 하니까 잇몸 통증도 없어졌다. 삶은 토마토를 10여 분간 입 안에 담고 있다가 먹기를 하루에 다섯 차례씩 하자 잇몸이 튼튼해졌다. 토마토는 전립선에도 잘 듣지만 잇몸 질환에도 명약이다.

그는 마을 사람들을 따라 산으로 다니면서 나물과 약초를 캤다. 고향에 살고 있던 부모님과 같이 엉겅퀴 잎과 민들레 잎을 따 말리면서 차를 만들어 마셨다. 칡뿌리와 칡꽃을 말려 마시기도 했다.

그는 새삼 놀랐다. 그렇게 흔해 빠진 나물들이 다 간에 도움이 되는 음식이고 약이라니…. 고향땅의 신비에 저절로 고개가 숙여졌

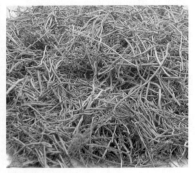

여러해살이풀로 산지의 나무 그늘에서 잘 자라는 족도리풀(왼쪽)과 그 뿌리인 세신(오른쪽).

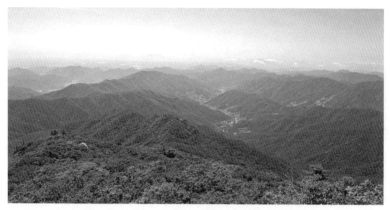

지리산에는 174종의 약용식물과 285종의 식용식물 등 모두 800여 종의 식물이 서식한다.

다. 예로부터 나라마다, 민족마다 질병 치료에 제 고유의 항생 식물을 이용했다. 예컨대, 아메리카 대륙에서 예전부터 살았던 원주민들은 상처가 생기면 환부에 이끼를 바르고 버드나무 줄기로 매 주었다.

부인도 마찬가지였다. 처음 나를 찾아왔을 때 동행한 부인은 남편이 죽는 게 아닌가 해서 얼굴빛이 어두웠다. 독일식 사고방식으로는 지리산을 걸어 다니고 잡초 같은 풀을 먹으며 간경화를 고친다는 게 이해할 수 없었던 것이다. 현대식 건물에서 최고의 의료진이 두 손

운향과의 낙엽활엽성 교목인 산초나무의 녹색 꽃(왼쪽)과 초록빛이 도는 갈색의 열매(오른쪽).

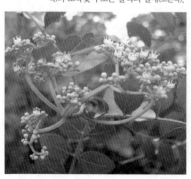

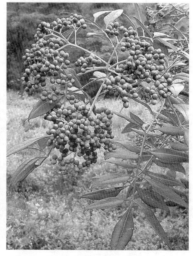

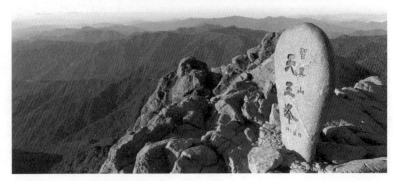

지리산의 주봉이자 정상인 천왕봉(해발 1915m).

을 든 어려운 병을 잡초로 고친다는 게 도대체 논리적으로 말도 안
되었다. 그리고 보면 강 박사가 동경하던 서울의 대학과 독일의 대학
은 좌절과 불치병을 주었고 업신여기던 고향땅은 생명을 준 셈이다.

몇 달 후, 남편의 얼굴에서 그늘이 걷히자 부인의 얼굴에서도 어둠
이 조금씩 사라졌다.

2012년 유네스코의 인류 문화유산으로 등재된 우리의 민요 아리랑
에는 '앞 남산 딱따구리는 생구녕
도 뚫는데 우리 집에 저 멍텅구리

덩굴성 식물인 칡의 홍자색 꽃(왼쪽)과 그 뿌리(오른
쪽). 꽃은 갈화, 뿌리는 갈근이라는 약재로 쓴다.

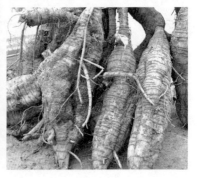

는 뚫버진 구녕도 못 뚫네' 라는 구절이 있다. 정선아리랑의 이 구절에 해당하는 게 바로 강 박사 아내의 입장이었다.

10여 년의 결혼 생활 동안 매일 술에 절어 인사불성으로 집에 들어오니 감히 딱따구리를 따를 수 있으랴. 그런데 고향에 온 뒤부터 맨정신으로 귀가하자 처음엔 '술꾼은 작심삼일이다. 똥개가 똥을 끊지 술꾼이 술을 끊으랴' 했다. 그러다가 술을 마시지 않고 들어오는 날이 열흘이 지나고 한 달이 지나고 두 달이 지나자, 부인은 남편을 믿고 병이 나을 것이라는 희망을 갖기 시작했다.

엉겅퀴와 민들레

일 년간, 강 박사는 비가 오나 눈이 오나 지리산 자락을 쏘다녔다. 술, 담배를 끊고 내가 처방한 대로 저염식, 저당식, 자연식을 해 온 그는 불과 일 년 만에 건강한 사나이가 되었다. 처음 봤을 때 60대 노인으로 보이던 부인은 생기 있고 섹시한 젊은 여인이 되어서 짧은 치마를 입고 남편과 함께 나를 찾아왔다.

강 박사는 더 이상 병원에 가서 진찰을 받지 않겠다고 했다. 아침에 중산리에서 천왕봉에 올라갔다가 저녁에 내려오는 산꾼이 되었고 지리산을 종주하는데 뭐가 안타까워 병원에 가겠느냐는 투였다.

우엉 뿌리를 닮은 엉겅퀴의 뿌리인 대계근.

그는 고향에서 자주 먹던 나물인 엉겅퀴를 내게 선물했다. '항가새'라고도 하는 밀크시슬이다. 유럽의 제약회사가 간경화 치료제

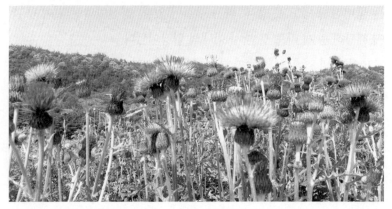

국화과의 여러해살이풀인 엉겅퀴. 한방에서는 그 전초를 대계, 뿌리를 대계근이라 한다.

로 많은 매출을 올리고 있는데 우리나라의 들과 산에 흔히 자라는 민들레과의 식물이다.

농촌에서 들에 나가 삼겹살을 구워 먹을 때, 상추쌈 대신 근처에서 자라는 엉겅퀴 잎을 먹으면 술이 덜 취하고 속이 편안해진다. 엉겅퀴의 단면을 자르면 우유 같은 진액이 나오는데 이를 보고 서양에서는 밀크시슬이라고 이름을 붙였을 개연성이 크다. 곤드레 밥의 곤드레나물이 바로 밀크시슬이다. 곤드레 나물은 장미엉겅퀴로 대계과

국화과의 여러해살이풀인 민들레의 홀씨. 흰꽃이 피는 토종 민들레가 가장 약효가 뛰어나다.

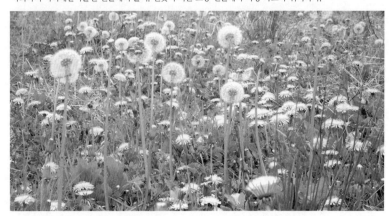

식물이다.

민들레는 포공영蒲公英이 라 하는데 전초를 약간 데쳐 말려 엉겅퀴와 함께 수시 로 차로 마시면 좋다. 간과 폐에 도움을 준다. 엉겅퀴는 몸체와 뿌리의 약성이 약간 다르 다는 견해가 있어 강 박사에게는

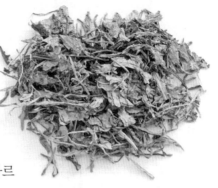

민들레의 뿌리와 꽃 피기 전의 전초를 말린 포공영.

대계大薊와 대계근大薊根을 다 써도 좋다고 했다. 대계는 엉겅퀴의 잎 과 줄기이고, 대계근은 엉겅퀴의 뿌리다.

간에 도움이 되는 음식이나 약초는 우리 주위에 얼마든지 있다. 간 에 도움이 되는 운동 또한 지극히 단순하다. 그런데도 왜 사람들은 기를 쓰고 죽을 짓만 골라서 할까.

반신불수를 낫게 하려면

사량도의 옥녀봉과 돌탑

아주 먼 옛날, 한 부부가 딸을 낳고 오순도순 살았다. 부인이 죽고 홀아비는 딸과 단둘이 살았다. 그런데 아비는 딸이 커 갈수록 딸의 성숙한 몸에 깜빡깜빡 딸이라는 사실마저 잊어버릴 때가 있었다. 어느 날, 아비는 욕정을 참지 못하고 딸에게 덤벼들었다. 착하고 영리한 딸은 눈물로 아비를 말리다가 이렇게 말했다.

"아버지, 제가 뒷산 벼랑에 올라가 있을 테니 뒤따라 올라오세요. 올라오면서 소 멍석을 둘러쓰고 '음메, 음메' 소 울음을 내야 합니다. 그래야만 저도 짐승처럼 아버지를 맞이할 수 있습니다."

아버지가 산꼭대기로 올라가면서 감정을 가라앉히고 제정신이 들기를 바랐던 딸의 지혜였다. 그러나 아버지는 끝까지 소 울음소리를 내면서 따라왔고, 그 모습을 보면서 흐느껴 울던 딸은 천길 벼랑 아래로 몸을 던졌다. 딸이 떨어져 죽은 벼랑 바위 바닥에는 지금도 검붉은 이끼가 피어 있어 비가 오는 날이면 바위에서 빨간 핏물이 흘러

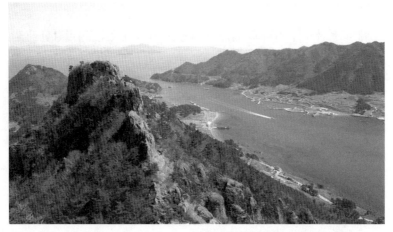

내리는 것 같다고 한다.

근친상간을 경계하는 성도덕 윤리를 빗댄 이 이야기는 경상남도 통영 앞바다에 있는 사량도의 옥녀봉(281m)에 관한 설화다. 얼마 전까지만 해도 옥녀봉 주변의 마을에서는 죽은 옥녀의 원혼을 달래기 위해 혼례할 때 신랑 신부가 맞절을 하지 않는 것이 오랜 풍습으로 남아 있었다고 한다.

사량도는 고성군에서 뱃길로 6km 거리에 있다. 흉년이 들면 사량도의 산돼지가 헤엄쳐서 고성군으로 올만큼 육지와 가까이 있다. 상도, 하도, 수우도 등 세 개의 유인도와 여덟 개의 무인도가 있는데 상도와 하도 사이에 흐르는 물길이 뱀의 모습을 닮았다고 하여 사량도 蛇梁島라고 불렀다. 한 남자가 이룰 수 없는 사랑에 괴로워하다가 상사병으로 죽어 뱀이 되었다는 이야기도 전해 온다.

옥녀봉은 그 생김새가 옷깃을 여미고 다소곳이 앉아 있는 처녀의 자태다. 정상의 둥그스름한 봉우리가 여인의 가슴을 닮았다고도 하고, 산의 지맥이 옆으로 팔을 펼치고 있어서 옥녀가 거문고를 타고 있는 형국이라고도 한다.

　빼어난 산세를 지니고 있는 옥녀봉은 가까이 있는 지리망산과 함께 많은 관광객, 등산객이 찾는 곳이다. 지리망산에 올라서면 멀리 지리산이 보이고 남해 보리암과 여수, 고성의 한려수도가 한눈에 들어온다.

　사량도에는 또 하나의 명물이 있다. 아름다운 돌탑을 쌓아 놓고 지나가는 사람들이 소원을 빌게 해 주는 '한오백년 길'이다. 돈지항에서 본격적인 지리망산 산행 길로 접어들면 수백 미터에 이르는 길가에 수십 개의 돌탑이 늘어서 있다. 대대로 통영에 살다가 이 섬에 온 정모씨가 섬의 아름다움에 매혹되어 지극 정성으로 쌓고 있는 돌탑이다.

　꿈에 부처님이 나타나 '지리망산 오르는 길에 탑을 쌓아 등산객의 안전을 빌어라' 라고 해서 시작한 일이라고 한다. 그는 산자락과 계곡에 있는 돌을 일주일간 모았다가 탑을 쌓으면 2시간도 안 돼 돌이 바닥나는 바람에 돌을 모으는 작업이 제일 중요하다고 했다. 일일이

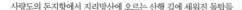

사량도의 돈지항에서 지리망산에 오르는 산행 길에 세워진 돌탑들.

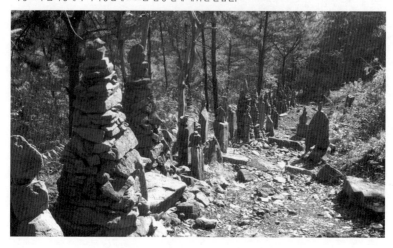

손으로 돌을 움직이는 일도 무척 힘들었단다. 조금도 꿈쩍하지 않던 큰 돌도 지렛대로 비탈길을 오르게 하면서 '마음이 태산을 움직이겠다'는 생각도 들었다고 했다.

그런데 하루 종일 힘든 일을 해도 배고픈 줄 몰랐다는 게 더 놀라웠다. 아침에 빵 한 개, 낮에 빵 한 개, 저녁에도 빵 한 개를 먹고 해가 지면 천막에서 자고 일어났지만 피곤하지 않았고 배고픈 줄도 몰랐다는 이야기다. 그러면서 죽을 때까지 돌탑 쌓는 일을 멈추지 않을 것이라고 했다.

올바른 밥을 올바르게 먹으려면

어느 날이었다. 40대의 한 여인이 지팡이를 짚고 쩔뚝거리며 그에게 다가왔다. 하루 종일 행복하게 일하는 그의 모습에 감명을 받았다는 그녀는 안타까운 사연을 털어놓았다.

발레리나로 이름을 날리던 그녀는 어느 날, 큰 충격을 받고 뇌출혈로 쓰러졌단다. 그리고는 죽음을 수없이 생각했다. 프리마돈나를 꿈꾸던 발레리나였는데 쩔뚝발이 신세가 되고 보니 죽고 싶다는 생각밖에 없었다는 이야기였다. 고민 끝에 남편도, 두 아이도 팽개치고 유랑 길에 나섰다가 여기까지 오게 되었다면서 완치가 된 후 집으로 돌아가겠다고 했다.

그녀의 이야기를 듣던 정모씨는 내가 적어 준 처방으로 친지의 반신불수를 고친 일이 떠올랐다. 그는 그녀에게 친지가 2년 만에 반신불수를 고친 일을 자세히 이야기해 주면서 자신감을 잃지 말라고 격려했다. 그러면서 내가 적어 준 처방을 그녀에게 건네주었다.

뇌를 통하는 혈관의 혈액이 터져 생기는 뇌출혈은 뇌신경에 손상을 준다. 뇌신경의 손상에 따라 반신불수가 생기는데 뇌신경을 복구시키려면 우선 뇌를 통하는 혈관의 혈액이 깨끗해야 한다.

물론 우리는 누구나 혈액 순환의 중요성에 대해서는 잘 알고 있다. 심심산골의 맑은 계곡물이 힘차게 흐르듯 혈액 순환은 깨끗한 피가 잘 돌아가야 한다. 맑은 혈액, 힘차게 흐르는 것이 혈액 순환의 기본 요소인 것이다.

그렇다면 맑은 혈액은 어떻게 만들어지는 것일까.

약을 먹어서일까. 아니다. 운동을 많이 해서일까. 역시 아니다. 깨끗한 피는 깨끗한 음식과 깨끗한 마음에서 생긴다.

흰 밀가루는 독이다. 밀가루를 정제해 속껍질, 씨눈을 제거하면 흰 속살만 남는다. 이 흰 속살을 보관하려면 방부제가 필요하고 방부제를 뿌린 밀가루는 색이 누렇다. 이 누런 밀가루를 희게 하려면 표백제를 써야 한다. 특히 멀리 떨어진 유럽이나 미국에서 수입하는 밀가루는 더 많은 방부제, 표백제를 쓸 수밖에 없다. 이 방부제, 표백제 덩어리인 밀가루는 당연히 맛이 없다. 그래서 여러 가지 첨가제를 섞어 만든 게 우리가 먹는 밀가루 제품이다. 이런 음식을 먹으면 당연히 우리의 혈액은 썩은 물처럼 된다.

올바른 음식이란 무엇인가. 특히 중병 환자는 항상 올바른 밥을 올바르게 먹어야 한다. 통귀리나 오트밀, 통밀, 흰 강낭콩이나 검은콩, 현미, 연근, 마, 다시마 따위로 밥을 해서 뜨거울 때 인절미 크기로 종이에 싸서 냉동실에 넣어두었다가 끼니 때마다 데워 먹는다. 그리고 백 번 이상 씹어 먹는다. 이들은 저항성 탄수화물로 인체를 건강하게 만든다.

밥을 먹기 전에는 익힌 유기농 채소와 해물, 두부 따위를 조금 먹는 게 좋다. 이렇게 식사를 하면 혈액이 맑아지고 대장에 유익한 미생물이 많이 생겨 면역력이 커진다.

노르딕 워킹이 필요한 사람들

아무리 좋은 고급 연료를 넣어도 우선 차가 잘 굴러가야 한다. 인
간은 걸으면서 진화했다. 가만히 앉아 있으면 잡념이 생기고 근육의
포도당을 소모해 근육을 약하게 한다. 따라서 반신불수 환자는 노르
딕 워킹으로 오전에 2시간, 오후에 2시간을 걸어야 한다.

소아마비 환자도 마찬가지다. 아픈 다리에 힘을 주면 그 다리가 아
파서 아프지 않은 다리로만 걷게 된다. 결국 힘을 주지 않고 쓰지 않
는 다리는 퇴화되고 말아서 영영 못 쓰는 다리, 불구의 다리가 된다.

나는 소아마비로 절룩거리는 사람을 볼 때마다 '재활 치료로 노르
딕 워킹을 시켰으면 정상인이 됐을 텐데' 하는 아쉬움이 있다. 미국

노르딕 워킹은 반신불수나 소아마비 환자들에게는 필수품이나 다름없다.

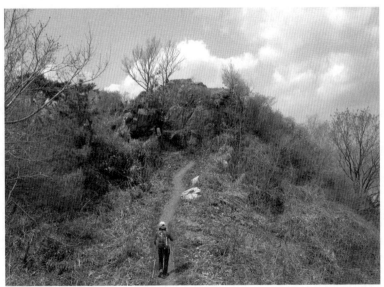

의 루스벨트 대통령은 39세에 소아마비를 앓고 한쪽 지팡이를 짚고 다녔는데 한쪽 발에 의지해 걷다가 말년에 휠체어 신세를 졌고 뇌출혈로 사망했다. 그가 노르딕 워킹을 알아서 두 발로 걸었다면 하는 아쉬움도 크다.

아무튼 라마르크의 용불용설用不用說이 잘 적용되는 사례로 노르딕 워킹은 소아마비나 반신불수 환자의 필수품이라고 할 수 있다. 물론 재활, 특히 반신불수 재활은 많은 인내와 노력이 필요하다. 본인 스스로 노력해야 좋은 결과를 얻는다.

정모씨로부터 친지의 완치 과정을 듣고 내 처방을 받아 든 여인은 자신이 먼저 무엇부터 해야 할 것인가를 고민하지 않았다.

어릴 적부터 운동을 한 그녀는 노르딕 워킹부터 시작했다. 처음에는 한 시간에 1.5㎞를 걸었다. 한 달이 지나자 그의 시속은 2㎞가 되고 100일이 지나자 시속 4㎞가 되었다. 이제는 한 시간에 십 리를 걷는 정상인의 속도가 되었다.

그녀는 저항성 탄수화물과 채소 따위를 다 익혀 먹었다. 위장 장애가 없고 체온이 뜨거운 사람은 생식을 해도 무방하다. 그러나 그녀는 음증 체질에 심한 경쟁에서 오는 변비, 빈혈, 저체중, 우울증 따위에 시달리다가 뇌출혈이 생겼기 때문에 생식은 독이 된다.

스트레스, 변비, 빈혈, 저체중, 우울증은 혈액 순환에 이상을 가져오고 혈액에 불순물이 쌓이게 한다. 이 불순물 덩어리가 뇌출혈의 원인이 된다.

올바른 음식을 먹고 올바른 걷기를 한 지 100일쯤 지나자 그녀를 괴롭히던 모든 증세가 안개 걷히듯 사라졌다. 물론 그녀는 '프리마돈나의 꿈'도 지워 버렸다. 번뇌 목록에서 사라지게 한 것이다.

'행복의 열쇠는 간단하다. 자기 실제의 모습보다 잘나 보이려고

하지 마라.'

'누구나 즉시 행복해질 수 있다. 내 실제의 모습보다 더 잘 보이려는 노력을 포기하면 된다.'

그녀는 오스트리아의 심리학자 알프레드 아들러의 이 말을 곱씹으며 걷기를 계속하고 있다.

간암 환자가
마라톤을 15년간 30회나 완주하다니

아침에 택시 기사가 회사에 출근하면 제일 먼저 고민하는 게 무엇일까. 그는 어디로 가야 할지 알 수가 없다. 일단 승차한 승객이 목적지를 말해야만 자기가 갈 곳이 결정된다. 반면에 열차 기관사나 고속버스 운전기사는 자기가 갈 목적지가 떠나기 전에 이미 결정되어 있다. 부산행 열차 기사는 승객이 뭐라 하건 부산으로 가고 광주행 버스 기사는 무조건 광주로 간다.

독립운동가의 수명이 긴 까닭

누구나 불치병을 만나면 허둥댄다. 그리고 친지나 지인들이 찾아와 한마디씩 한다. 모두들 불치병, 난치병을 고치는 비방을 가르쳐 주고 귀신처럼 잘 고친다는 곳을 소개한다.

마음이 약하거나 마음의 준비가 덜 된 사람, 죽음에 확고한 대비가 안 된 사람은 여러 사람들의 말에 솔깃하게 된다. 이런저런 사람들의 말에 따라 여기저기 다니다가 결국에는 죽음에 이르고 만다. 불치병,

난치병 환자는 택시 기사처럼 승객의 말을 따라가서는 안 된다. 기차나 버스 기사처럼 확실한 목적지가 있어야 한다.

바둑 격언에 '손 따라 두면 진다'는 말이 있다. 실력이 모자라는 사람이 전체 형세를 판단하지 못하고 상대방이 두는 수를 그냥 따라 두면 진다는 이야기다. 환자도 마찬가지다. 사람마다 얼굴 생김새가 다르듯 환경과 체질, 감성이 다르다. 남이 치료받는 걸 따라 하다가는 죽는 수가 많다.

세계자전거대회를 여러 차례 석권한 암스트롱은 금지 약물을 많이 복용하고 항암 치료, 방사선 치료를 100회 이상 받고도 세계 정상의 자전거 스타가 됐다. 그러나 항암 치료를 서너 번 받고도 사경을 헤매는 사람들이 적지 않다. 가장 중요한 것은 자기 자신을 믿는 것이다.

며칠 전에 박씨가 찾아왔다. 15년 만이다. 죽은 줄 알았던 사람을 만나니 무척 반가웠다.

그는 15년 전에 간경화, 간암 진단을 받았다. 당시는 한창 혈기왕성한 40대 중반의 나이였고 세 자녀가 고등학교, 중학교, 초등학교에 다녀 돈이 많이 들던 때였다. 병원의 젊은 의사는 담담한 말투로 별처방이 없으니 무리하지 말고 편히 쉬라는 말만 되풀이 했다.

나를 찾아온 그는 첫마디부터 아주 자조적인 말투였다. 안중근 의사는 서른 살에 이토 히로부미를 저격하는 큰일을 했는데 40대의 자기 자신은 한 게 아무것도 없다는 것이다. 그러면서 가족을 위해 희생할 각오가 되어 있으니 열심히 일하다가 죽게만 해 달라고 했다. 병원이나 요양하는 곳이 아닌 직장에서 일하다 죽기로 결심했다는 이야기였다. 다시 말하면 직장을 지겨운 곳이 아닌, 아내와 자식들을 위한 낙원으로 생각하겠다는 뜻이었다.

땅속 깊은 곳, 막장에서 일하는 광부들은 언제 죽을지 모르는 힘들고 위험한 곳에서 일한다. 그들은 자신의 어려움이 곧 가족에게 행복을 준다고 믿고 있다. 자기 한 몸을 희생해서 가족을 즐겁게 하는 이런 마음은 일하는데 커다란 힘과 용기를 준다. 그리고 이런 멋진 마음씨, 고귀한 희생정신이야말로 환자의 영혼을 맑게 하고 면역력을 높여 준다.

열악한 환경에서 제대로 먹지도 못하고 제대로 잠도 못 자며 항상 스트레스에 시달리는 독립운동가들의 수명은 의외로 길다. 엄청난 스트레스에도 불구하고 그들은 장수한다. 숭고한 영혼과 정신이 모든 역경을 넘어서기 때문이다.

사실 살려고 발버둥 쳐야, 죽지 않으려고 벌벌 떨어야 겁이 나는 법이다. 죽을 명분이 서면 죽음의 지옥이 삶의 천국이 된다. 그가 존경하는 안중근 의사가 그러했다. 홍콩에서 발행되는 〈화자일보〉는 1909년 11월 9일자 기사에서 '생명을 버리려는 마음을 가졌기에 그의 마음은 안정되었다. 마음이 안정되었기에 손이 안정되었다. 손이 안정되었기에 탄알이 명중하였다' 라고 적고 있다.

63빌딩도 걸어서 올라가는 남자

나는 그에게 술과 담배, 가공 식품을 끊고 염분, 당분을 극도로 줄인 저염식, 저당식 식이요법을 권했다. 그리고 천천히 걸을 것과, 걸으면서 호흡하는 법을 일러주었다. 간, 신장에 도움이 되는 위령탕胃苓湯을 처방하고 포공영, 금은화, 엉겅퀴 따위를 섞어 차처럼 마시게 했다. 위령탕은 창출, 백출, 진피, 후박, 저령, 적복령, 택사, 백작약, 감초, 육계로 구성되는 처방이다.

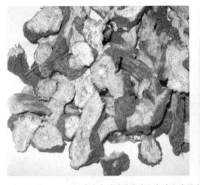
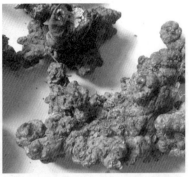

국화과의 여러해살이풀인 삽주의 묵은 뿌리를 말린 창출(왼쪽)과 버섯인 저령의 균핵(오른쪽).

경기도 일산에 살고 있는 그는 이튿날부터 일산의 호수공원을 천천히 걸으면서 한 바퀴를 돌고 출근을 했다. 두 달이 지나자, 이제는 출근 전에 한 바퀴, 퇴근 후에 한 바퀴를 걸은 뒤에 집으로 갔다. 호수공원 자전거 길의 둘레는 약 4.7km로 십 리가 조금 넘고 만 보가 조금 덜 된다.

그는 하루에 이십 리 이상을 걸어도 지치기는커녕 오히려 체력이 눈에 띄게 좋아졌다. 몸도 가벼워지는 것을 느낄 수 있었다. 석 달 후에는 달리기를 시작했고 일 년이 지나자 마라톤 풀코스인 42.195km

깊은 산지의 숲속에서 잘 자라는 백작약. 흰색의 꽃이 피며 그 뿌리는 약재로 쓴다.

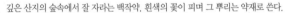

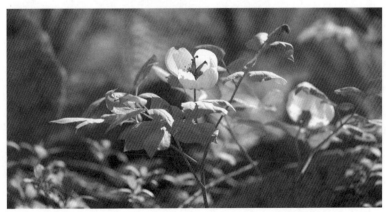

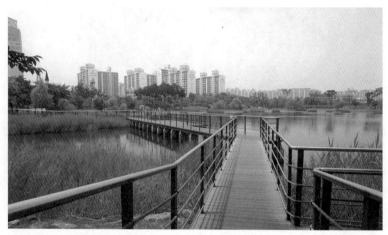

경기도 일산에 있는 호수공원. 호숫가를 따라 7.5㎞의 산책로와 4.7㎞의 자전거 전용도로가 마련되어 있다.

를 완주했다.

자신에게 간경화, 간암 진단을 내린 병원에 가서 다시 정밀 검사를 받았다.

"당신처럼 간에 있던 바이러스가 사라지고 간경화가 물통의 물이 사라지듯 흔적 없이 완쾌된 경우는 처음 봅니다. 학계에서도 15만에서 20만 명 중 하나라고 합니다. 암세포도 보이지 않습니다."

담당 의사는 무리하지 않고 편안히 쉰 결과라고 말했다. 어처구니 없었지만 그는 아무런 대꾸를 하지 않았다고 했다.

비가 오나 눈이 오나, 그의 걷기는 계속되었다. 18층의 고층 아파트 꼭대기에 살고 있는 그는 항상 걸어서 오르고 업무상 30층 이상의 빌딩을 찾아가도 항상 걸어서 올라갔다. 여의도의 63빌딩도 엘리베이터를 이용하지 않고 계단으로 걸어갔다. 100층 이상의 건물이 생겨 갈 일이 있다면 걸어서 올라갈 계획이라고 했다. 그리고 해마다 여러 차례 마라톤 풀코스를 달렸는데, 따져 보니 15년에 걸쳐 30여 회를 완주했다.

그는 올해 직장을 퇴직하고 고향인 지리산 자락에서 쌀농사를 시작했다면서 내게 말했다.

　"가을에 쌀을 수확하면 제일 먼저 가져다 드릴게요. 많이 달리려면 시간 여유가 있는 쌀농사가 제격이지요."

반드시 죽는다는 4기 암 환자가 살아 있는 이유

전 세계가 펼치고 있는 '암과의 전쟁'에서 연구 분야의 실질적인 사령탑 역할을 하는 미국 국립암연구소는 진행 중인 4기 암의 치료는 불가능하다고 발표했다. 4기 암이란 다른 장기로 전이가 확진된 암을 말한다. 암 전문가들 역시 '인류 사상 한번도 치료에 성공한 적이 없는 게 말기 암 같은 4기 암이다' 라고 단언하고 있다. 그러나 이 단언을 7년째 깨뜨리고 있는 임 여사는 오늘도 정신지체가 있는 막내딸을 위해 10년만 더 살자고 다짐하면서 걷고 있을 것이다.

죽기 전에 꼭 할 일이 있기에 걷는다

올해 64세인 임 여사는 30년 전에 유방암 수술을 받았다. 몇 차례에 걸쳐 항암 치료를 받다가 간경화가 생겨 치료를 중단했다. 그리고 10년 전에 간암 진단을 받았는데 색전술, 방사선 치료, 간 이식 등 모든 게 불가능하다는 의사의 소견이었다.

그 뒤 간경화로 복수가 찼고 이뇨제가 듣지 않아 다달이 주사기로 복수를 뺐다. 여러 번 식도정맥 출혈로 119구급차를 타고 응급실로 실려 가기도 했다. 간성혼수가 생겨 동물성 단백질을 먹지 않았는데 콩나물, 두부 같은 식물성 단백질로도 혼수가 자주 찾아왔다.

그녀는 119구급차를 거의 전용 차량처럼 이용했다. 복수, 혼수, 식도정맥 출현이 교대로 찾아와 수시로 구급차를 부를 수밖에 없었다. 병원 응급실이 그의 단골집이 되었다.

병원에서는 4기 암 환자에게 할 게 아무것도 없었다. 특급 호텔의 객실료보다 몇 배나 비싼 특실도 병 치료에는 전혀 도움이 안 되었고 대중 매체에 자주 나오는 유명한 의사들의 특진도 쓸데없었다. 병실에 누워서 죽는 날만을 기다리던 그녀에게 하루는 동생이 찾아와 책을 내밀었다. '누우면 죽고 걸으면 산다' 라는 제목의 책이었다.

그녀에게는 아직 할 일이 남아 있었다. 곱게 잘 기른 2남3녀의 자식들은 거의 다 제짝을 찾아 잘살고 있지만 정신지체 장애인인 막내딸만은 아직 엄마의 손길이 필요했다. 막내인데다가 정박아였기에 더욱 가엽고 귀여웠다. 무엇보다도 막내딸을 세상에 두고 떠나는 게 가장 가슴이 아팠다.

간암 진단을 받았지만 항암 치료를 포기한 소설가 복거일이 죽기 전에 꼭 써야 한다고 생각했다는 작품 《한가로운 걱정들을 직업적으로 하는 사내의 하루》에는 이런 대목이 있다.

간암이라는 진단이 나온 날 저녁, 마루에 세 식구가 앉았다.
"치료받기에 늦은 것 같다."
마음은 담담한 것 같은데 목소리는 떨려 나왔다.
"남은 날이 얼마나 될지 모르지만 글 쓰는 데 쓸란다. 한번 입원하면 다시 책을 쓰긴 어려울 거야."

딸아이가 울면서 애원했다.

"그래도 병원에 가자. 아직 포기할 단계는 아니잖아."

……

목소리를 가다듬어 딸아이에게 일렀다.

"아빠보다 훨씬 훌륭한 작가들도 그렇더라."

"그래도 일단 살아야 하잖아?"

"작가가 작품을 쓰지 못한다면 사는 게 얼마나 가치가 있겠니? 그리고 아빤 꼭 써야 할 작품이 있다."

죽음을 앞둔 임 여사에게도 이 소설 속의 주인공, 아니 저자처럼 꼭 해야 할 일이 있었다. 바로 막내딸을 돌보는 일이었다. 책을 읽은 그녀는 누워서 살기를 바란 자신이 정말 한심스럽다고 생각되었다.

재산을 쌓아 놓지 마라

10년만 더 살아 막내딸을 돌봐야겠다고 결심하고는 병실에 누운 채 호흡을 했다. 맘속으로 두 걸음을 걸으면서 들이마시고 세 걸음을 걸으면서 내쉬었다. 며칠간 계속하자 평소 누구와 말을 조금만 해도 숨이 가빴는데 그 증세가 없어졌다.

이번에는 조금씩 병원 주위를 걸었다. 10분씩 걷던 게 어느 날, 한 시간을 걸어도 힘들지 않았다. 걷기 시작한 지 보름 만의 일이었다. 천천히 걸으면서 호흡하는 것을 계속하자 더 이상 복수가 차지 않고 간성혼수도 생기지 않았다.

병원을 퇴원한 그녀는 곧장 나를 찾아왔다. 나는 한 시간 남짓 그녀의 말을 듣고 몇 가지 조언을 해 주었다.

그녀에게는 친정 부모가 남겨 준 유산이 많았다. 남편이 폐결핵으로 죽고 친정 부모가 세상을 떠나면서 무남독녀인 그녀에게 막대한 유산을 물려주었다.

　그런데 과부인 그녀가 얼마 못 산다는 결론이 나자 착하던 자식들이 모두 강도로 변신했다. 여기에 며느리, 사위까지 한 덩어리가 되어 벌인 재산 다툼은 지옥이 따로 없었다. 그녀가 간성혼수로 중환자실에 입원해 있을 때, 맏딸과 맏사위가 엉터리 유언장을 작성해 공증을 했다. 정신이 돌아온 그녀는 유언장 사연을 듣고 다시 혼수 상태가 되었다. 이번에는 간성혼수가 아닌 어처구니가 없어 생긴 기절이었다.

　병과 싸우는 것보다 자식들의 탐욕과 싸우는 게 더 힘들었다. 생각다 못해 그녀는 자식들을 모두 불러 모아 놓고 재산의 절반은 복지 단체에 기부하고 나머지는 자식들에게 똑같이 분배했다. 막내딸 몫은 공인기관에 신탁하여 자신이 죽은 후에도 딸에게 불편함이 가지 않도록 했다.

　'재산이 쌓이면 원한이 쌓이고 재산을 나누면 복이 쌓인다'는 말이 있다. 재산을 훌훌 털어 버리자 항상 큰 가시관을 쓴 듯 무겁던 머리가 날듯이 가벼워졌다. 마침내 그녀는 그동안 자신을 괴롭히던 식도정맥 출혈이나 혼수, 복수가 왜 일어났는지를 깨달을 수 있었다. 다 돈 때문이었던 것이다. 모든 게 자식이나 남들과 돈 문제로 다투고 난 후에 일어난 것들이었다. 재산을 쌓아 놓고, 즉 원한을 쌓아 놓고 병을 고치려는 것은 정말 어리석은 짓이었음을 깨달은 것이다.

　그때가 7년 전이었다. 그러니까 그녀는 현대 의학의 판단을 그르치고 7년째 살고 있는 것이다. 그녀가 가진 욕심은 오직 하나였다.

　'정신지체가 있는 막내딸을 위해 10년만 더 살자.'

솔개의 부활-건강은 큰 고통을 통해서 온다

독수리와 비슷한 솔개는 가장 장수하는 조류로 알려져 있다. 최고 70~80년의 수명을 누린다. 그런데 약 40년이 되면 발톱이 닳아서 사냥감을 낚아채기 어렵다. 부리가 길게 자라면서 구부려지고 깃털도 두껍게 자라나서 날개가 무거워져 하늘을 높이 날아오를 수 없다. 병아리도 잡기 힘들게 된다. 이렇게 되면 솔개에게는 오직 두 가지 선택만이 남아 있다. 그냥 그대로 죽을 날을 기다리느냐, 아니면 고통스런 갱생의 과정을 통해 새 삶을 얻을 것이냐.

솔개에게 가르침 받은 조폭

솔개는 먼저 높은 산 정상에 올라간다. 거기에 둥지를 틀고 부리로 바위를 쪼아댄다. 부리가 깨지고 터져서 다 닳아 없어지면 비로소 새로운 부리가 서서히 돋아나기 시작한다. 그 후 새로 나온 부리로 낡은 발톱을 하나씩 하나씩 쪼아댄다. 발톱이 다 빠지면 새 발톱이 자라 나온다. 마지막으로 새 발톱과 새 부리로 낡고 무거운 날개의 깃털을 쪼아댄다. 깃털이 다 빠지면 새로운 깃털이 나온다.

실로 눈물겹도록 처절한 이 과정은 약 130일이 걸린다. 약 5개월 후 강한 부리, 강한 발톱, 강한 날개를 가진 모습으로 거듭난 솔개는 다시 힘차게 하늘을 높이 날아올라 가며 건강한 30여 년의 새로운 삶을 시작한다.

'솔개의 부활'이란 제목으로 알려진 이 이야기는 수많은 사람들에게 감명을 주었다. 1980년대 사법, 행정, 외무고시 합격자들이 발표한 수기에 단골처럼 등장하는 '고난을 통하여 환희로'를 연상시킨다.

나를 찾아왔던 조폭組暴에게도 이 이야기는 많은 것을 생각하게 했던 모양이다. 인생의 암흑기를 마치고 새로운 길을 찾아 떠나는 그에게 솔개의 부활은 빛나는 태양이고 나침판이었다고 고백했다.

그는 술, 담배, 여자, 노름, 춤, 내기 골프, 사냥, 낚시 따위의 취미 생활을 하며 몸을 함부로 굴렸다. 매매춘이 불법화되면서 큰 사업가가 되었다. 미국에서 금주법이 시행되자 알 카포네 같은 시카고 마피아가 록펠러보다 더 큰 부자가 되듯이, 매매춘의 금지는 능력 있는 조폭에게는 황금 알을 낳는 거위를 안겨 준 격이 되었다.

황금기를 화려하게 보내던 조폭은 간경화를 얻고 복수로 배가 임신 8개월같이 되었다. 간경화 복수 상황이 된 것이다. 결국 간 이식도 불가능하다는 병원의 최종 진단이 내려졌다. 무수한 사람을, 특히 무수히 많은 여자를 괴롭히면서 쌓아올린 황금의 산도 생명에는 아무런 도움이 안 되었던 것이다. 병원에서 주사기로 복수를 빼도 보름 만에 다시 차 올라왔고 이뇨제는 아무런 효과가 없었다.

자기 인생이 끝장나고 있음을 감지하던 그는 우연히 '솔개의 부활' 이야기를 들었다. 그리고 이내 나를 찾아왔다. 고치기 어려운 병을 불치병, 난치병이라 하는데 이런 병을 만나면 지식인보다는 조폭이, 부유한 사람보다는 가난한 사람의 치료율이 높다는 통계가 있다. 그는 조폭이며 부유했다. 그래서 치료가 애매했는데 그는 스스로 부유한 자의 함정인 교만심을 버렸다.

나는 그에게 인진오령산茵蔯五苓散과 이뇨제, 식이요법을 처방해 주면서 천천히 걸을 것을 당부했다. 인진오령산은 부종 처방인 오령산에 인진을 넣은 것으로 황달, 복수, 신장염, 간경화, 소변 불리 따위에 쓰는 처방이다. 처방 내용은 인진 20g, 택사 10g, 적복령, 백출, 저령 각 6g, 육계 2g으로 되어 있다.

그는 조직에서 손을 떼고 술, 담배, 여자, 노름, 내기 골프, 사냥, 낚시 따위를 다 그만두었다. 주위에서는 모든 사람이 다 놀랬다. 거액의 돈이 생기는 황금 알을 버리고 유일한 취미이자 평생의 반려자인 여자, 노름, 술, 내기 골프, 사냥, 낚시를 몽땅 끊다니….

걷기가 생활의 한 부분이 되면

그는 오직 걷기만 했다. 아주 천천히 걸었다. 80세 노인처럼 걸었다. 도시 한복판이든, 공원이든, 산이든 가리지 않고 무조건 걸었다. 아침을 먹고 나서도 걷고 점심을 먹고 나서도 걸었다. 저녁 식사가 끝나면 잠들기 전까지 걸었다. 그리고 일부러 틈을 내서 고아나 장애인 등 가난하고 불우한 사람들을 찾아가 일을 거들었다.

몇 달이 지나자 더 이상 복수가 생기지 않았다. 병원에서 준 이뇨제를 안 먹어도 되었다. 올바른 식이요법, 허브 처방, 걷기와 선행이 불과 일 년 만에 악마에서 천사로 바꾸게 한 것이다.

하루는 이 조폭의 친구가 딸과 함께 찾아왔다. 올해 31세인 딸은 디자이너였다. 키기 160㎝, 체중은 52kg으로 식욕은 왕성한데 걷기가 불편하다고 했다. 3년 전, 왼쪽 가슴과 임파선에 생긴 암을 수술했고 방사선 치료를 하다가 쇄골로 암세포가 전이된 것을 발견했다. 가슴, 임파선, 쇄골에 방사선 치료를 했더니 이번에는 폐와 좌골에 암세포가 나타났다. 방사선 치료의 범위가 그만큼 넓어진 것이다. 그리고 좌골에 나타난 암세포 때문에 걷기 힘들었다.

"따님은 커다란 신의 은총을 입었습니다. 수술을 받고 방사선 치료 같이 힘든 과정을 겪으면서도 체중을 유지하고 식욕을 잃지 않은 것 자체가 정말 기적입니다."

나는 진심으로 딸의 행운과 체력에 찬사를 보냈다.

우선 공진단 추출액을 통증 부위와 서혜부鼠蹊部, 회음부會陰部에 바르도록 했다. 서혜부는 림프절이 많은 해부학상의 부위고 회음부는 경락상의 부위다. 이곳은 신장 기능의 면역을 높이는 중요한 곳으로, 특히 좌골 치료에는 필수적이다. 그리고 가벼운 스틱을 잡고 노르딕 워킹을 시작하는 한편, 암세포의 양식인 일체의 당분을 피하고 거친 곡물을 위주로 한 식이요법을 하면서 방사선 치료를 받으라고 당부했다.

마침내 병원이 할 수 있는 모든 방사선 치료가 끝났다. 그러나 그녀는 걷기와 식이요법을 계속했다. 체중, 체력, 식욕은 여전히 좋았다. 얼마 후, 더 이상 새로운 암세포가 발견되지 않았다는 의사 소견이 있었다. 그래도 그녀는 걷기와 식이요법을 생활의 한 부분으로 여기고 계속했다.

사실 조폭도 멀쩡히 아직 살아 있는데 이 젊은 여자가 죽을 이유는 하나도 없다. 결국 솔개는 조폭의 멘토가 되고 사회의 지탄을 받던 조폭의 인생 역정이 처녀의 롤 모델이 된 셈이었다.

신념의 힘, 김 목사의 아침 묵상

열흘간 물만 마시면서 7㎞ 산길을 걷는다

나의 서가에 꽂혀 있는 책 중에 《누우면 죽고 걸으면 산다》는 책이 있다. 요즘 들어 이 말이 실감나게 느껴진다.

나는 2년 전, 이곳 동두천 수도원으로 들어오기 전에는 감기를 달고 살다시피 하였다. 그런데 이곳으로 옮겨온 지 2년 동안 감기 한번, 몸살 한번 나지 않았다. 수도원 둘레길 7㎞를 매일 걷기 때문이다. 숲속 길을 아무 생각 없이 빈 마음으로 걷고 또 걷는 것이 이렇게 사람을 건강하게, 행복하게 하는 줄을 이전에는 짐작조차 못하였다.

그래서 금년 1월부터 금식 수련 프로그램을 진행케 되면서 금식에 참여하는 참가자들도 7㎞의 둘레 길을 같이 걷기로 하였다. 처음에는 너무 무리한 계획이라고들 염려하였으나 첫 번째 금식하던 1월에 우리 부부가 먼저 풀코스를 참가하여 실천하였더니 거뜬히 감당할 수 있었다. 그래서 안심하고 정규 프로그램으로 넣었다.

오늘이 3회 금식 모임의 5일째이다. 오늘 역시 34명의 참가자들이 걷기를 강행하였다. 참가자들 중에는 직업도 교수, 기업인, 주부 등등으로 다양하다. 개중에는 산이라고는 한 번도 올라가 본 적이 없는 사람도 있다. 첫날 산 오르기를 출발할 때는 자신의 체력을 염려하는 기운이 완연하였다. 그러나 오늘로 5일째가 되니 사람들이 자신감이 생겨 오히려 앞장서서 걷는다.

그런 변화가 어디에서 오는 것일까? 10일 동안 물만 마시면서 날마다 산길 7km를 걸을 수 있는 자신감이 어디에서 오는 것일까? 각 사람 마음속 깊은 곳에 깃들어 있는 '할 수 있다'는 정신의 힘이다. 그리고 하나님이 함께 하시고 힘을 주신다는 믿음의 힘이다. 이전에는 미처 몰랐던 자신 속에 깃들어 있는 힘을 깨닫고는 모두들 만족해 하고 행복해 한다.

위의 글은 2012년 김 목사가 자신이 운영하는 블로그 '아침 묵상'에 올린 글이다. 친구 따라 이 금식 모임에 열흘간 참가했다가 딴 세상을 만난 듯 자신감이 생기고 무기력, 우울증을 날려 보낸 50대 초반의 여인이 나를 찾아왔다.

처음에는 금식 모임에 참가하는 게 무척 겁났다고 한다. 굶으면서 7km를 걷는 일을 도저히 해 낼 자신이 없었는데 고희를 넘긴 김 목사가 걷는 걸 보고 용기를 냈다는 것이다.

'설마, 내가 70대 노인보다 못하겠어. 걷다 죽으면 그만이지, 뭐.'

그녀는 죽음을 생각하면서 언젠가 읽었던 러시아의 작가 안톤 체호프의 단편 〈개를 데리고 다니는 여인〉의 마지막 구절도 떠올렸다고 했다. 마치 자신에게 하는 소리 같았다는 것이다.

'새롭고 찬란한 삶이 시작될 것이다. 첫걸음을 내딛기만 하면 더 어려울 게 없을 것이다.'

몸이 살아야 영혼이 사는 법

먼저 그녀가 살아온 이야기부터 옮겨 보자.

그녀는 세상에 태어나면서부터 아팠다. 죽지 않은 게 다행이었다. 모친도 일찍 여의었다. 모친이 결핵을 앓고 있었는데 결핵 환자는 임신을 하면 건강에 도움이 된다는 속설을 믿고 무리하게 임신했던 것이다. 그리고 모친은 그녀를 낳은 지 일 년도 안 돼 세상을 떠나고 말았다. 《달과 6펜스》를 쓴 영국의 극작가 서머셋 몸을 닮았다고나 할까. 서머셋 몸의 모친도 결핵 환자였는데 이 속설을 신봉하여 서머셋 몸을 낳았고 모친 역시 일찍 죽었다.

그녀는 어린 시절에 날마다 아픈 것만 기억에 남아 있었다. 일 년 내내 감기를 끼고 살았고 삼복 더위에도 마스크를 쓰고 다니는 날이 많았다. 감기, 기침, 콧물 따위가 몸에 붙어 있었다. 아침에 눈을 뜨면 '오늘도 아픈 하루를 보내야 하는 구나' 하는 생각이 앞섰다.

학교도 마지못해 다녔다. 즐거운 학창 시절이라는 말은 그녀와는 전혀 상관없는 말이었다. 오히려 지옥 같은 학창 시절이 정확한 말이었다. 그저 책이나 보고 글을 쓰는 것이 유일한 취미였다. 다행히 책을 많이 읽어서 악을 쓰고 공부를 안 해도, 과외를 하거나 학원에 다니지 않았어도 명문 대학에 입학했다. 대학 입학 때 신체검사를 했더니 39kg이었다. 키 162cm에 39kg으로 살아 있는 게 신기했다.

대학 생활에서도 별로 달라지지 않았다. 남들은 몸매도 날씬하고 얼굴도 예쁘다고 칭찬하지만 그녀는 자기가 예쁘다는 생각을 한번도 하지 않았다. 사실 날씬한 게 아니라 병약한 저체중이었다.

얼굴에 관심이 없는 탓에 거울도 보지 않고 살았다. 당연히 남자에게도 눈길이 가지 않았다. 그러다가 덤덤하게 만나던 한 남자와 술을 마시고 덤덤하게 하룻밤을 보냈는데 뱃속에 아기가 들어섰다. 서둘러 결혼식을 올리고 아이를 낳았다.

두 명의 아이를 더 낳았다. 그녀는 아이들을 기르는 내내 우울증과 무기력에 시달렸다. 남편이 근처에 서성거려도 소름이 돋았다. 건장하고 근육질의 남편은 열심히 부부 관계를 했지만 그녀는 그저 무덤덤하게 느껴질 뿐이었다. 흡사 이런 식이었다.

덩치가 큰 경상도 남편이 퇴근하고 집에 돌아와서는 충청도 출신의 왜소한 아내에게 무뚝뚝하게 말한다.

"먹자."

"자자."

잠시 후 남편이 우쭐대며 말한다.

"좋나?"

아내가 모기 만한 소리로 답한다.

"지금 헌 겨?"

이런 식의 부부 관계가 수십 년간 지속되었다. 눈치 없는 남편은 제 임무를 다 한 줄 알고 있다. 그는 황금시간대가 뭔 줄도 모르는 명청이, 허깨비였던 것이다. 그리고 그녀는 처녀나 다름없는 결혼 생활을 하고 있는 셈이었다.

50대에 접어들자 갱년기가 찾아왔다. 원천적인 무기력에 갱년기와 우울증이 겹치자 하루에도 수십 번 자살을 생각했다. 30대에 돌아가신 모친을 생각하면 충분히 살았다는 생각도 들었다. 그러다가 우연히 김 목사의 글을 읽고 금식 모임에 참가하면서 딴 세상을 찾은 것이다.

그녀는 무기력, 우울증에서 해방되자 적극적으로 건강 관리에 나섰다. 건강 관리도 건강해야 가능하다. 생각을 바꾸면 모든 게 바뀐

다. 마침내 그녀는 마지못해 살아온 세상을 살 만한 곳으로 바꿨다.

그녀는 아랫배와 허리, 발이 늘 차갑다면서 내게 가열순환제 처방을 해 달라고 했다. 나는 걷기, 케겔 운동을 겸한 호흡법을 일러주고 허브 처방을 해 주었다.

석 달이 지나자, 그녀는 새로운 세계에 들어섰다고 좋아했다. 내가 보기에도 20년은 젊어진 섹시한 여인이 되었다.

살 만한 세상이 되자 여인의 원초적 본능이 눈을 떴다. 본능이 살아나자 정신이 살아났다. 몸이 살아야 영혼이 사는 법이다. 튼튼한 육체, 튼튼한 집을 지어야 올바른 영혼, 올바른 정신이 들어와 산다.

그녀는 친구들로부터 젊어진 비결이 무엇이냐는 질문 공세를 받느라 혼났다고 전했다.

"무슨 화장품을 쓴 거니?"

"어느 병원에서 줄기세포 치료를 받았어?"

"무슨 호르몬 요법인지 알려 다오."

"젊은 애인이 생겼구나."

물론 그녀는 그냥 웃기만 했다고 한다.

'걸어야 산다'를 화두로 삼고

이번에는 같은 책을 읽고, 평소 자신이 생각해 오던 것이었는데 벌써 누가 썼구나 하면서 찾아온 여인을 보자. 보험회사에서 영업을 담당하는 50대의 여인이다. 위의 사례처럼 먼저 그녀의 이야기를 그대로 옮겨 보자.

하루는 잠자리에서 일어나려니 몸에 큰 쇳덩이를 달아 놓은 것처럼 무거웠다. 일도 하기 싫었다. 병원을 찾았더니 목 디스크와 갑상

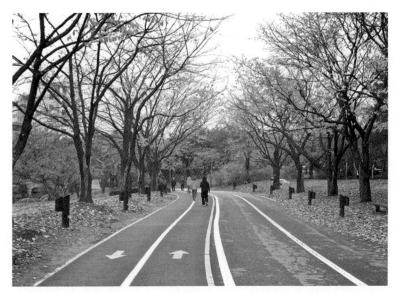

목숨을 걸고 걷다 보면 처음에는 힘들지만 차츰 힘든 게 사라지고 기운이 생긴다.

선 암이라는 진단이 내려졌다. 갑상선 암은 별로 아프지 않은데 목 디스크가 몹시 아팠다. 그녀는 통증이 심하고 전신이 마비되는 것 같아 빨리 수술하려고 했으나 병원에서는 갑상선 암을 수술해야만 목 디스크 수술이 가능하다고 했다.

갑상선 암 수술을 하고 나서 항암 치료를 받았는데 지독한 부작용이 있었다. 엄청난 고통을 견디다 못한 그녀는 목 디스크 수술을 받지 않고 스스로 치료해야겠다고 마음먹었다.

현대를 사는 사람의 80%는 누구나 목 디스크, 허리 디스크 증세가 있다. 네 발로 걷지 않고 두 발로 서서 다니기 때문이다. 그리고 스트레스나 내과 질환, 나쁜 생활 습관 등도 원인이 된다. 교통사고 같은 뼈에 충격을 받은 외과 영역이 아니라면 가급적 수술을 하지 않는 게 좋다.

그녀는 평소 존경하는 교회 장로를 찾아갔다

"장로님! 하나님을 열심히 믿고 열심히 걸어서 제 몸을 회복하고 제 스스로 목 디스크를 고치겠습니다."

그러자 교회 장로는 빙그레 웃더니 책장에서 책 한 권을 꺼냈다. 제목을 보자, 부인은 몸이 전기에 감전된 듯 전율을 느꼈다고 했다.

'내가 그동안 쭉 생각한 걸 벌써 누가 썼구나.'

단숨에 책을 읽고 2권, 3권을 구해 밤새 읽고는 나를 찾아온 것이었다.

그녀는 하루 종일 사람을 만나도 지치지 않는 체질이었다. 사람을 많이 만나면 기를 뺏겨 탈진이 되는데 어떤 사람은 상대의 기를 뺏어 자기가 쓰기도 한다. 이런 체질의 사람은 평소 기운이 없어 골골하다가도 사람을 만나기만 하면 기운이 생기고 활력이 생긴다. 하루 종일 수다를 떨다가 헤어진 뒤에도 전화로 수다를 계속하는 여자들은 수다가 보약인데 나를 찾아온 여인이 바로 이런 유형이었다. 주위에서는 '철의 여인' '일 중독증 환자'라고 했다.

이튿날부터 그녀는 '걸어야 산다'를 화두로 삼았다.

출근하기 전에 2시간, 퇴근하고 나서 2시간을 무조건 걸었다. 목숨을 걸고 걸었다. 암 수술 후유증으로 처음에는 무척 힘들었다. 그러나 두 달이 지나자 힘든 게 없어지고 기운이 생겼다. 목도 아프지 않았다. 걷기에 집중하느라 목 디스크의 통증을 잊어버린 것이다. 불이 나면 허리 디스크로 누워 있는 사람도 벌떡 일어나서 집 밖으로 뛰쳐나온다고 하니 부인에게는 걷기가 화재인 셈이었다.

돼지 혀가 말솜씨를 좋게 하고, 소의 고환이 남자의 정력에 좋고, 오리의 뇌가 사람의 두뇌를 좋게 한다고 믿는 사람들이 있다. 그렇게 해서 말솜씨가 늘고 정력이 좋아지고 두뇌가 좋아졌다면 모두 믿음 때문이다. 그녀 역시 하나님을 믿었고 걷기의 신비를 믿었다. 믿음을 통해, 그리고 믿음을 실천함으로써 목 디스크를 고친 것이다. 물론 갑상선 암의 후유증도 사라졌다.

믿으면 모든 것이 이루어진다.

방광암 수술을 열 번 했는데
하루 2만 보씩 걷는 87세 노인

15년간 수술을 열 번이나 했는데도

몇 년 전, 제천에서 한 노인이 어느 병원장의 소개로 찾아왔다. 나는 노인의 병과 경위를 살핀 후 그냥 가시라고 했다. 그러나 노인은 무작정 약을 지어 달랬다. 전립선 암 말기에 87세인 노인에게 무슨 처방을 할 수 있겠는가.

"영감님의 암을 치료할 약은 없어요, 다만 소변이 시원하게 나오고 기운이 생길 처방을 원하신다면 그런 약은 드릴 수 있습니다."

노인은 더 이상 바라면 도둑이라면서 약을 지어 달라고 했다.

나는 숙지황, 산약, 산수유, 택사, 백복령, 목단피 등으로 구성되는 육미지황탕과 위령탕을 합방한 처방을 해 주면서, 집에서 산사와 산작약을 큰 주전자에 넣고 끓인 후, 수시로 물 대신 마시게 했다. 육미지황탕에서 숙지황은 뺐다. 노인은 소음 체질이라 이 약재가 몸에 해로웠다.

노인은 약 한 제를 먹고는 별 도움이 안 된다면서도 또 약을 주문

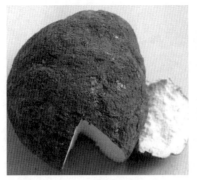
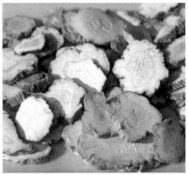

소나무의 땅속 뿌리에 기생하는 백복령(왼쪽). 한방에서는 말려서 약재로 쓴다(오른쪽).

했다. 도움도 안 되는 약을 왜 또 주문하는지 물었더니 그냥 먼저 그대로 약을 달라고 했다. 보름 후, 그러니까 약을 복용한 지 한 달이 되어서 연락이 왔다.

"병원에서 소변 검사를 했더니 깨끗하답니다. 혈뇨, 단백뇨가 없어졌대요. 이제는 약을 그만 먹을까 합니다."

그로부터 한 달 후에 노인이 다시 찾아왔다. 며칠 전, 소변에 혈뇨가 보여 병원에 갔더니 혈뇨, 단백뇨가 다시 나온다면서 또 약을 지어 달라는 것이었다. 약을 먹지 않자 혈뇨가 눈에 띄게 다시 나

미나리아재비과의 모란(오른쪽)과 그 뿌리 껍질을 말린 한약재 목단피(왼쪽).

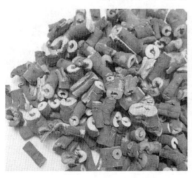
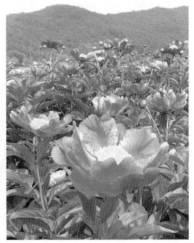

온 것이다.

노인은 15년 전에 방광암 수술을 했는데 5년 만에 재발했다. 6·25 전쟁 상이유공자 5급인 노인은 지정 병원에서 재수술을 했다. 지정 병원의 수술비는 20만 원이었다. 그러나 4년 만에 다시 재발하자 노인은 '싼 게 비지떡'이라면서 이번에는 비지정 병원에서 500만 원을 들여 수술을 했는데 일 년 후 다시 재발했다. 노인은 '비싸도 별 수 없네'라고 투덜거리면서 500만 원 버린 것을 무척 아까워했다.

노인은 4년 동안 해마다 수술을 했다. 네 번의 수술을 마치자 이번에는 4개월마다 재발했다. 결국 4개월마다 네 번의 수술을 했고 마지막 수술 결과는 나름대로 좋았다. 그러나 6개월이 지나고 이번에는 암세포가 방광 표면에서 발견됐다. 병원에서는 방사선으로 방광 표면에 있는 암세포를 줄인 후 재수술을 하자고 했다.

그동안 방사선 치료를 여덟 차례나 받은 노인은 음식을 먹지도 못하고 걸을 힘도 없었다. 체중도 5kg이나 줄었다. 아무리 생각해도 그냥 병원에서 죽을 것만 같았다. 암세포 때문에 죽는 게 아니라 굶

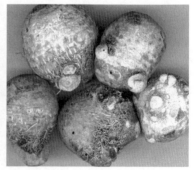

못 언저리나 습지에서 잘 자라는 여러해살이풀인 택사(왼쪽)와 그 덩이뿌리(오른쪽).

어 죽을 것 같았다.

그렇다. 80세가 넘은 노인에게 필요한 것은 암세포를 없애는 게 아니라 밥을 잘 먹고 잘 걷고 잠을 잘 자는 것이었다. 밥을 잘 먹어야 기운이 생기고, 잘 걸어야 기운 순환이 되고, 잘 자야 건강이 좋아진다. 건강이 좋아져야 면역력이 생기고 암세포와 벌이는 전투에서 승리할 수 있다. 잘 먹고 잘 걷고 잘 자는 게 생존을 위한, 암세포를 무찌르는 필수적인 세 요소다.

요즘 암 치료의 새로운 패러다임이 의료계에서 확산되고 있다. 더 이상 잘 먹지도, 잘 걷지도, 잘 자지도 못하는 허약한 환자에게 수술이나 약물 치료, 방사선 치료를 하는 게 효과 있는 방법이 아니라는 것을 의료계가 인식한 것이다.

미국 하버드대 암센터의 제프리 마이어하르트 박사는 "대장암 환자가 운동량을 늘리고 몸속 당을 줄이는 식사를 했더니 대장암의 재발 위험이 낮아지고 생존 기간이 늘어났다"고 발표했다. 암세포는 정상 세포와 달리 산소 없이 젖산을 통해 호흡하는데 이 호흡법을 억제하자 암세포가 모두 사라졌다는 연구 결과도 있다.

아무튼 노인은 무작정 퇴원을 했다. 병원에서는 퇴원을 말리지도 않았고 관심도 없었다.

암세포를 몸의 일부분으로 삼고

노인이 나를 찾아온 지 그럭저럭 일 년이 지났다. 그동안 보름마다 찾아와서는 언제 완치될 것인지를 묻곤 했다. 그때마다 나는 손가락으로 하늘을 가리키며 '신의 영역'이라고 답했다. 노인과 나는 이런 식의 우문愚問과 현답賢答을 수없이 되풀이했다.

노인은 전립선이 심한 탓에 늘 기저귀를 차고 다녔다. 수시로 소변이 나왔다. 워낙 나이 많은 노인인지라 자식들이 모시고 다니면 좋으련만 항상 혼자 다녔다. 제천에서 기차를 타고 청량리까지 와서 지하철로 갈아타고 왔다. 5급 전쟁 유공자에게는 지하철이나 기차, 시내버스가 다 무료인지라 시간이 많이 걸려도 돈이 들지 않은 차편을 이용하는 것이다. 그러면서 남의 도움을 받아야 한다면 차라리 죽는 게 낫다고까지 했다.

노인에게는 한 가지 소망이 있었다, 암을 고치겠다는 게 아니다. 친손자를 보고 나서 편히 눈을 감겠다는 것이다. 노인은 자식이 아홉이었다. 딸만 여덟이었다가 마지막으로 아들을 보았는데 마흔이 넘는 아들이 아직 결혼을 하지 않아서 친손자가 없었다.

노인은 하루도 빠뜨리지 않고 오전에 만 보, 오후에 만 보씩 걸었다. 추운 겨울에도 걸었다. 제천의 겨울 날씨는 남쪽에서 철원 다음으로 추운 곳이다. 주위에서는 암 환자가 추위 속에 걷는 것은 해롭다면서 말렸지만 개의치 않았다. 아무리 추워도, 아무리 눈보라가 쳐도 오전, 오후에 만 보씩 걷는 것을 멈추지 않았다. 오히려 걷지 않으면 온몸이 아팠다.

일반적으로 노인들은 보통 이렇게 걷는 게 오히려 더 피곤해지고 해롭다. 그러나 하루에 '2만 보 걷기'는 이 노인의 신앙이고 신념이었다. 신앙, 신념이 있는 한 상식을 넘어서는 법이다.

노인은 걷다가 초록색 식물을 보면 이내 슈베르트의 연가곡 '아름다운 물방앗간 아가씨'의 '좋아하는 색깔'을 흥얼거렸다.

푸른 잔디에 날 묻어 다오
그녀가 초록빛을 좋아하니

검은 십자가, 많은 꽃들도 필요 없네

오직 초록 빛깔 한가지로 물들여 주게

그녀는 초록빛을 좋아한다네

산을 좋아하고 여행을 좋아한다는 노인은 내 앞에서 슈베르트의 '겨울 나그네'를 불러 보기도 했다. 초록색이 좋아 50년 동안 제천 산골에서 초록색 식물을 기르며 살고 있다는 노인은 아무리 언짢아도 초록색 식물을 보면 마음이 부드러워진다고 했다.

생각하면 할수록 놀라운 일이었다. 15년간 암 투병이란 생활을 했고 87세의 노인인데도 먼 길을 혼자 다니고 날마다 2만 보씩 걷는 한, 노인의 암세포는 분명 몸의 일부일 것이다.

어느 날, 미수米壽 잔치까지 치렀다고 연락을 해 왔다. 그러면서 병원에 다녀온 이야기를 해 주었다. 검사 결과를 본 의사가 방광 기능이 좋아졌으니 항암 치료를 하는 게 어떠냐고 했다는 것이다. 그 말을 들은 노인은 이렇게 중얼거렸다고 한다.

'세상은 넓고 미친놈도 많다.'

앉아만 있으면 온갖 병이 다 찾아온다

프랑스 파리의 로댕미술관에 가면 '생각하는 사람'이란 조각품이 있다. 고뇌하는 인간의 전형으로 유명한 이 작품을 자세히 들여다보면 다리가 강한 근육질로 되어 있다. 계속 생각만 하는 이 남자는 무슨 고민이 있는 것일까.

생각을 많이 하려면 그만큼 뇌를 많이 써야 한다. 뇌가 활동하려면 에너지가 필요한데 뇌는 우리가 생각하는 것보다 훨씬 많이, 즉 엄청나게 많은 에너지를 소비한다. 그리고 뇌 활동에 필요한 에너지는 전부 포도당이다. 생각을 많이 하면 할수록, 뇌의 활동이 늘어나면 뇌 자신이 갖고 있는 포도당만으로 부족한 탓에 인체의 다른 곳에 저장한 에너지를 가져다 쓴다. 즉, 근육에 있는 포도당을 뇌가 써 버리면 그만큼 근육이 약해지는 것이다.

한마디로 생각을 많이 하면 할수록 다리 근육의 힘은 빠진다. 천재 기사 이세돌 9단은 치열한 대국을 한번 하고 나면 체중이 1~2kg 빠진다고 한다. 하루 종일 글을 쓰는 작가도 일어날 때 다리 힘이 없어 휘청거린다. 더구나 약한 다리에 머리만 쓰니 다리 근육은 더 약해지고 걸을 수 없는 상황이 되는 것은 당연한 결과다.

휠체어에 앉아만 있었더니

언론계의 마당발로 통하는 오 국장의 경우를 보자.

그는 어렸을 때부터 글짓기를 잘했다. 모친은 시인이었던 부친을 들먹이면서 글을 써서는 먹고 살기 힘들다며 반대했다. 사실 그때나 지금이나 직장이 없는 전업 시인의 생활은 어렵다. 사회계열학과에 입학한 그는 여전히 시 쓰기를 좋아했다. 신춘문예에도 여러 번 응모했으나 번번이 입상 문턱에서 낙방하고 말았다. 결국 그는 신문사에 취직했다.

오 국장은 언론계의 마당발이었다. 정계, 관계, 군, 종교, 재벌, 문화계 등 그가 통하지 않는 곳이 없었다. 또 그를 통하면 안 되는 게 없었다. 그래서 사람들은 "처녀 불알도 구할 수 있을 거야"라고 비아냥거리기도 했다.

그는 3대의 휴대전화를 갖고 있었는데 그가 매긴 등급대로 한 대당 700여 명의 명단이 들어 있었다. 이 명단에 들어 있는 사람들의 경조사에는 거의 빠지지 않았던 그가 강남의 한 성당에서 딸의 결혼식을 가졌다. 성당 주변이 하객들의 승용차로 교통이 마비될 정도였다.

이렇듯 엄청 바쁘게 살던 그는 정년퇴직을 하고도 바빴다. 방송 출연, 기업체 강연, 원고 집필 따위로 정신없이 세월을 보냈다. 그러다가 3년 전에 교통사고를 당해 엉치뼈를 수술했다. 나이가 들어 엉치뼈를 다치면 치명적이다. 늙으면 엉치뼈 근육이 약해서 사고를 당하면 회복하기가 어렵다. 결국 휠체어 생활을 할 수밖에 없었다.

노인의 3대 사망 원인은 과식으로 속이 막힐 때, 감기, 낙상을 꼽는다. 낙상은 엉치뼈를 상하게 하고 이게 상하면 꼼짝없이 누워 있다 가 죽는 수가 많다.

한 달도 안 돼, 그의 전화기에서는 아무런 소리도 나지 않았고 찾아오는 사람도 없었다. '정승집 개가 죽으면 문전성시를 이루지만 정작 정승이 죽으면 이웃집 개도 오지 않는다'는 말이 실감났다.

이성으로는 '세상살이가 원래 그런 거야' 하면서도 감성으로는 눈앞의 이익에 한없이 작아지는 그들이 야속했다. 병원에서 물리치료사가 오는 것도 마다했다. 허리, 다리의 힘을 길러 빨리 걷겠다는 생각보다는 세상의 무관심에 야속한 생각만 깊어 갔다. 자연히 무기력증에 빠지고 우울증이 생겼다.

사람이 앉아만 있으면 변비, 전립선 기능 저하, 소화 불량, 근육 경직, 요통, 근육 마비, 신경 불안 등 별의별 병들이 찾아온다. 병들의 만국박람회장이 된다. 수술한 지 불과 몇 달 만에 그는 수십 가지의 증상을 보이는 노인이 되고 말았다. 머리카락도 갑자기 백발이 되었다. 50대로 보이던 사람이 70대 중반의 늙은이가 된 것이다.

아무리 나이 먹어도 청춘인 사람

올해 68세인 그는 분명 세상을 포기하기에는 이른 나이였다. 어느 날, 휠체어에 앉아 신문을 보다가 우연히 강릉에 사는 77세 할머니에 관한 기사를 읽었다.

2002년 태풍 루사가 할머니 집을 덮치면서 지붕이 내려앉아 다리를 다쳤다. 오밤중에 비명횡사할 뻔한 것이다. 다리를 절면서 농사일을 거들었지만 3년 전부터는 보조 기구 없인 움직이기가 어려웠다. 농사는 엄두도 못 냈다. 평생 하던 일을 못하다니….

할머니는 감옥에 들어간 몸이나 다름없었다. 집에 갇힌 무료함 속에 우연히 손자가 내버린 연필이 눈에 띄었다. 연필을 잡고 달력 뒤에 그림을 그리니 답답했던 가슴이 확 풀렸다. 재미도 있었다. 하루 종일 그려도 힘든 줄 몰랐다.

"농사만 재미있는 게 아니군. 그림 그리는 것도 재미있어. 이것저것 그림을 그려보니 시간 가는 줄 모르겠어. 뭔가 열심히만 하면 그게 다 재미있어."

소일 삼아 그린 그림을 강릉원주대 명예교수가 우연히 보게 되면서 할머니는 화가의 인생을 살게 되었다. 올해 77세를 맞은 할머니는 강릉미술관에서 전시회를 열었다. 글을 읽지도 쓰지도 못하는 할머니는 그림마다 동그라미인 'O'사인을 그려 넣었다.

77세의 할머니가 새롭게 화가의 인생을 시작했다는 내용에 오 국장은 충격을 받았다. 그날부터 그는 보조기를 잡고 마당을 걸었다. 악을 쓰고 5분씩 걸었다. 그동안 앉아만 있어서 허리, 무릎, 다리 근육은 오그라들었고 혈관도 약해졌기에 전신이 쑤셨다. 억지로 참아가며 걸었다. 다음날부터는 창고에 쌓아 두었던 젊은 시절 썼던 자작시를 읊으면서 걸었다.

나는 그에게 가열순환제 추출액을 보내 주었다. 그 추출액을 서혜부, 회음부와 아픈 곳에 바르며 걷도록 했다. 그리고 식생활을 저항성 탄수화물로 바꾸면 변비에 도움이 될 것이라고 했다. 그동안 병원 치료를 하느라 항생제를 많아 써서 장의 미생물이 부족한데다가 앉아만 있었으니 변비에 시달리는 것은 당연했다.

보조 기구를 잡고 한번에 5분씩 하루 열 번을 걸었다. 보름이 지나자 10분씩 걸을 수 있었다. 물리치료사를 불러 열심히 치료를 받았다. 두 달이 지나자 30분씩 걸을 수 있었다. 그러자 변비, 소화 불량, 두통, 우울증이 사라졌다. 이제부터는 보조 기구가 아닌 노르딕 스틱을 잡고 걷는 연습을 했다.

그는 걷기와 시 쓰기, 그리고 먼저 쓴 시를 다듬으면서 하루 종일 바쁘게 지냈다. 걷고 시 쓰고, 또 걷고 시 다듬고…. 거의 45년 만에 자기의 삶으로 돌아온 것이다. 그동안 남편 수발을 하느라 붓을 놓았던 화가인 아내도 다시 붓을 잡았다.

부부는 일 년 후 시화전을 열기로 했다. 그러자 더욱 바빴다. 남편은 시를 쓰느라 바빴고 아내는 남편의 시를 보고 그림을 그리느라 바빴다.

요즘 《아프니까 청춘이다》《천천히 걷기》 등의 책이 사람들의 입에 오르내리고 있다. 그러나 이 말은 문제가 있다. 누군가 청춘을 정의했다.

'청춘은 바쁘게 움직이는 활력, 창조성 있는 일을 하는 신념, 그리고 펄펄 뛰는 섹스다.'

그렇다. 오 국장 내외가 바쁘게 사는 한, 창조적인 일을 하는 한, 그들은 청춘이다.

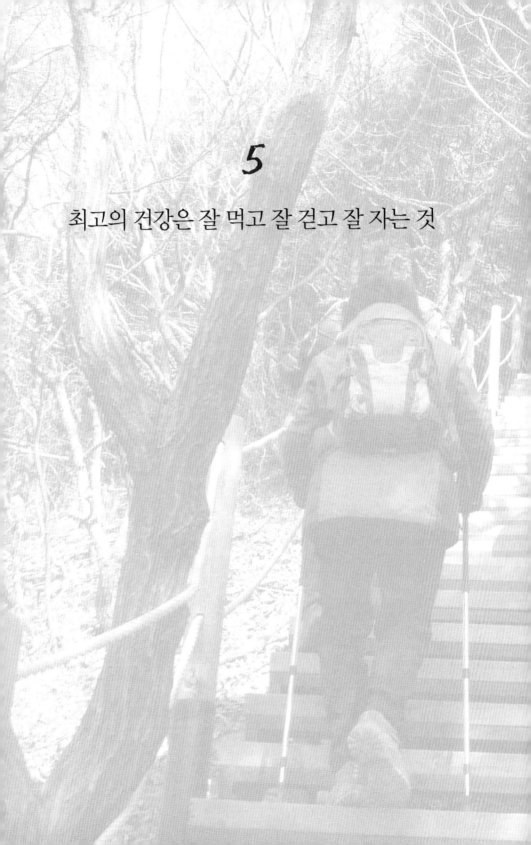

5

최고의 건강은 잘 먹고 잘 걷고 잘 자는 것

곰배령이 간경화 환자를 살리다

　점봉산은 강원도 인제군 기린면과 양양군 오색리에 걸쳐 있는 해발 1424m의 남설악 대표 산이다. 우리 고유의 원시림이 잘 보존되어 있을 뿐 아니라 금강애기나리, 모데미풀, 연령초 등 희귀 식물을 포함해 자생 식물 850여 종이 자란다. 우리나라 식물 서식종의 약 20%가 이곳에 몰려 있다.

　이 점봉산 남쪽 능선에는 너른 터를 이루고 있는 곰배령(1164m)이 있다. 이 고개에는 마치 누군가 일부러 꽃씨라도 뿌린 것처럼 온갖

한계령을 사이에 두고 설악산 대청봉과 마주보고 있는 점봉산의 정상(해발 1424m).

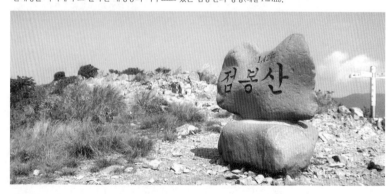

야생화가 철마다 피어나 '천상의 화원'이라고도 부른다.

곰배령의 산신령

곰배령에 갈 때마다 생각나는 젊은이가 있다. 태수라는 40대 청년
이다. 그는 이곳 점봉산 자락에서 대대로 살았다. 열심히 살았지만
소작농에서 헤어나지 못했다. 열두 살 때 부친이 돌아가셨는데 생활
력이 강한 모친은 산에서 나물과 약초를 캐고 틈틈이 동네 밭일에 품
을 팔면서 맏이 태수를 비롯한 4남매를 키웠다. 그러나 태수를 중학
교에 보낼 형편은 안 되었다.

그는 낙담하지 않고 서울로 올라와 신문 배달, 구두닦이, 중국집
배달 등 돈 되는 일을 닥치는 대로 하면서 틈틈이 공부를 했다. 중학
교와 고등학교 검정시험에 합격하고 방송통신대학교를 졸업했다. 고
향에서는 수재가 나왔다고 환호했다. 고향 사람들은 교통이 불편하
여 대부분 초등학교 분교를 나온 게 학력의 전부였다.

특전사에서 군 복무를 마친 그는 작은 회사의 영업부에 취직하여
휴일도 없이 일 년 내내 열심히 일했다. 실적이 뛰어나 8년 만에 영업

'천상의 화원'이라 불리는 곰배령의 정상(해발 1164m).

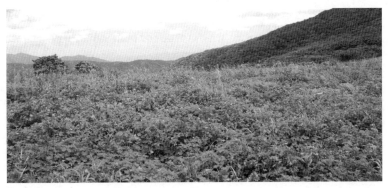

부장이 되었고 결혼하여 아들을 두었다.

어느 날, 평소처럼 거래처 사람들과 술을 마시고 만취되어 집에 왔는데 이날따라 구토를 하며 많은 피가 샘솟듯 나왔다. 119구급차에 실려 병원 응급실로 갔더니 간경화로 약해진 식도정맥이 터졌다는 것이다. 수술을 하고 병실에 입원했다.

병상에 누워 있으니 별별 생각이 들었다. 이제 살 만해져서 어머니와 아내와 아이에게 잘할 수 있는데…. 간경화에는 별다른 치료법이 없다고 하던데…. 하루 종일 주사만 맞고 입에 맞지도 않고 맛도 없는 음식을 계속 먹는 것은 고문이나 다름없었다. 아무리 영양식이라도 먹어서 소화가 되고 기분이 좋고 기운이 나야 하는데 먹는 사람의 생각은 안 하고 하루 단백질 얼마, 탄수화물 얼마 등으로 식단이 만들어지니 소화가 될 리 없었다.

술을 많이 마시고 속이 쓰릴 때, 우리나라 사람은 해장국을 먹지만 미국인이나 유럽인들은 기름이 듬뿍 든 피자나 햄버거를 먹는다. 해장국 대신 피자를 먹는 사람들이 만든 게 병원의 영양 식단 아닌가. 소화도 안 되는 음식물만 꾸역꾸역 뱃속에 집어넣는 게 마치 청소부가 청소차에 쓰레기를 집어넣는 것 같았다. 이렇게 먹고 지내면서 죽지 않는 게 이상하다는 생각까지 들었다. 그때 누가 말했다.

'누우면 죽고 걸으면 산다.'

누울 힘도 없는데 걸으라니…. 미친놈 귀신 씨나락 까먹는 소리가 아닌가. 며칠 후, '누우면 죽고 걸으면 산다'는 이야기가 생각나서 책을 구해다가 읽었다. 두 번, 세 번을 읽었다.

'그렇구나. 이렇게 누워 있으면 백발백중 죽겠구나.'

인간은 영하 50도에서도 살고 영상 50도에서도 사는 지구상에서 제일 강한 생명체가 아닌가. 그는 이 생각, 저 생각에 뜬눈으로 밤을 보냈다. 이튿날 다시 책을 읽었다.

그는 하루에도 몇 번씩 책을 읽었다. 어느 날, 회진하러 찾아온 의사에게 물었다.

"여기 입원해 있으면 제가 살 수 있습니까?"

의사는 여러 가지 변수에 대해 그가 알아먹지 못할 전문 용어를 써가며 설명했다. 영업에 도가 튼 그는 단번에 상황을 눈치 챘다. 뭐든지 설명이 복잡하고 어려우면 한마디로 '난 전혀 몰라요' 하는 소리와 동의어였다.

무조건 퇴원을 하고 고향으로 돌아왔다. 그는 내가 고향 근처에서 한약방을 하고 있는 것을 알고는, 어느 날 나를 찾아왔다. 나는 그에게 말했다.

인간은 기계가 아니다. 나의 신념이 나를 살리고 나의 의지가 나를 살린다. 의지와 신념이 바로 서야 음식, 약 따위가 내게 도움을 줄 수 있다. 누워서 살려 달라고 하느님에게 기도를 하고 의사와 병원에게만 매달리는 게 과연 현명한 짓인가. 배가 고프면 밥을 먹어야지 기도를 열심히 한다고 배가 부를 리는 없다.

고향에서는 서울에서 출세한 수재가 왔다고 좋아했지만 친지들은 그의 몰골을 보고 수군거렸다.

'뭔 죽을병에 걸렸나 봐.'

늙은 어머니만이 그에게 희망을 주었다. 모친은 비록 글을 모르는 문맹이지만 박사 학위를 10개 가진 사람보다 더 현명했다. 오랜 객지 생활로 사람을 보는 안목을 터득한 그에게는 모친이 율곡의 어머니 신사임당보다 더 위대하게 생각되었다.

"예전에 점을 잘 치는 용한 스님이 여기에 머문 적이 있단다. 네가 열 살 때였지. 그 스님은 네가 30대에 죽을병에 걸렸다가 다시 산다고 했으니 걱정 마라. 그 스님은 틀린 적이 없어. 죽는 것도 팔자에 없으면 못 죽는단다. 그 스님은 멀쩡한 네 애비에게 물을 조심하라고 했어. 산골에 무슨 물이 있다고…. 2년 후 큰 장마가 왔지. 네 애비는 불어난 계곡에 빠져 사라졌어. 흙더미에 묻혀 시신도 못 찾았지."

산나물은 반드시 삶아 먹어야 한다

모친의 말에 기운을 얻은 그는 침낭과 먹을 양식을 짊어지고 곰배령으로 올라갔다. 비어 있는 약초 초막을 거처로 삼았다. 그리고 완전히 병이 없어질 때까지 산에서 나가지 않겠다고 결심했다. 수염도, 머리도 깎지 않고 그대로 놔두기로 했다. 거울도 없을뿐더러 주위에 사람이 없으니 세수할 필요도 없었다.

곰배령은 남쪽 백두대간의 길목으로 영동 지역과 영서 지역을 가르는 분기점에 있다. 향로봉에서 시작해 진부령, 한계령, 점봉산, 곰배령, 구룡령으로 이어지는 게 백두대간의 능선인데 향로봉은 군부대가 있어 일반인은 출입이 안 되기 때문에 백두대간 종주는 진부령에서 시작한다.

곰배령에는 약초나 나물을 뜯는 사람들이 봄부터 가을까지 많이 올라온다. 그들은 산에 초막을 짓고 채취한 나물을 삶는다. 예전에는 구들을 놓고 나뭇가지로 얼기설기 벽을 만들고 굴피로 지붕을 덮어 초막을 지었지만 지금은 구들 위에 비닐집을 만든다. 이 초막에서 사람들은 잠을 자고 큰 솥을 걸어 놓고 나물을 삶는다.

생나물 열 근을 말리면 한 근이 나온다. 말린 나물은 운반하기도 편하고 저장하기도 좋다. 생나물의 질이 좋고 가격이 비쌀 때는 시장에 내다 팔기 위해 산에서 내려온다. 이때 평지 길도 잘 걷지 못하는

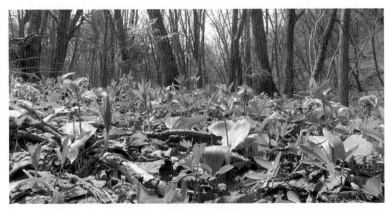

높은 산에서 잘 자라는 백합과의 여러해살이풀인 얼레지. 보라색 꽃이 초록색 잎과 잘 어울린다.

할머니들은 20kg의 나물을 지고 곰배령에서 귀둔리까지 내려간다. 일단 앉으면 일어날 힘이 없어 서서 쉬다가 내려간다.

태수가 곰배령에 올라간 것은 4월 초였다. 아직도 눈이 많이 남아 있었다. 그는 땔감을 구해다가 구들을 뜨겁게 달궜다. 아무리 추워도 구들을 뜨겁게 달구면 숙면을 취할 수 있고 숙면은 환자의 제일 좋은 보약이 된다. 아무리 죽을병에 걸려도 잠만 잘 자면 절반은 나은 거나 다름없다.

이튿날 눈 속에서 새 순을 내밀고 있는 얼레지를 따서 된장을 풀고 국을 끓였다. 국물 한 숟가락을 먹자 속이 뒤틀리고 아팠다. 다 토하고 말았다. 때마침 같은 마을에 사는 할머니가 지나다가 이 광경을 보고는 한마디를 거들었다.

"이놈아! 촌것들은 그냥 삶아 먹어도 별 탈 없지만 도시 물을 먹은 놈들, 특히 너처럼 아픈 놈은 그냥 먹으면 죽어. 얼레지를 푹 삶아 독을 빼고 찬물에 한참 우려낸 후 삶아 먹던가, 끓여 먹던가 해야 돼."

백합과에 속하는 얼레지의 꽃말은 '질투, 바람난 여인'이다. 꽃이 자주색의 요염한 모습이라 바람난 여인을 연상시키며 상대에게는 질투를 일으킨다고나 할까.

아무튼 그는 눈에 띄는 얼레지를 모두 따다가 할머니가 시킨 대로 독을 없애고 된장에 찍어 먹었다. 그리고 서리태, 현미, 통밀, 표고, 산약을 넣어 만든 밥을 과자처럼 오래오래 씹어 먹었다.

하루는 토끼 발자국을 발견하고 마을에서 전깃줄을 가져다가 토끼 길목에 올무를 놓았다. 모든 동물은 다 제가 좋아하는 길로 다닌다는 것을 알고 있는 것이다. 올무를 100여 개 설치하자 하루 한 마리 꼴로 토끼가 잡혔다. 그는 토끼를 푹 고아 그 국물을 마셨다. 산토끼는 집토끼와 달라 뼈가 억세고 살은 별로 없지만 국물 맛은 집토끼보다 훨씬 좋다.

노란색 꽃이 피는 국화과의 미역취(왼쪽)와 '산미나리'라는 별명을 갖고 있는 미나리과의 참나물(오른쪽).

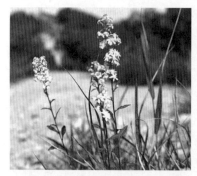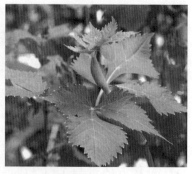

잎 모양이 곰취와 비슷하지만 꽃 모양이 전혀 다른 동의나물(왼쪽)과 자주색 꽃이 피는 용담초(오른쪽).

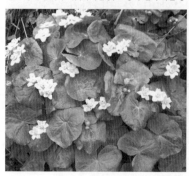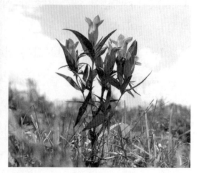

초막 생활을 불과 반년 했는데

그는 해 뜰 때부터 해질 때까지 쉴 틈이 없었다. 100여 개의 올무를 하루 두 차례씩 보러 다니면서 얼레지를 땄다. 저녁에는 구들에 불을 때고 떡 같은 밥을 한 주먹, 얼레지 나물을 한 대접을 마시고 깊은 잠에 빠졌다. 무서울 틈이 없었다.

눈이 녹고 많은 산나물이 돋아져 올라오자, 많은 사람들이 올라왔다. 곰취, 나물취, 미역취, 참나물, 동의나물, 용담초, 우산나물, 현호색, 천남성, 산당귀, 피나물, 관중, 족도리풀 등 온갖 나물을 뜯고 삶는 사람들을 따라 그 역시 나물을 뜯고 삶고 말렸다. 칡꽃도 따서 말

그늘진 경사지에 군락을 이루고 자라는 우산나물(왼쪽)과 양귀비과의 여러해살이풀인 현호색(오른쪽).

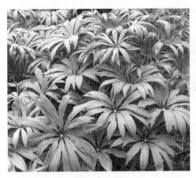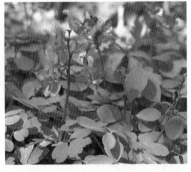

황색 꽃이 피는 양귀비과의 피나물(왼쪽)과 그늘진 산지에서 잘 자라는 면마과의 여러해살이풀인 관중(오른쪽).

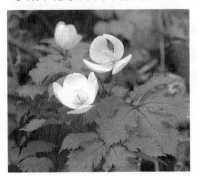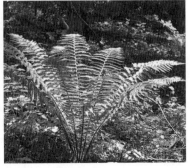

렸다. 처서가 지나고부터는 용담초, 현호색, 천남성, 산당귀, 관중, 족도리풀의 뿌리를 캐서 말렸다. 이 중에서 칡꽃, 현호색, 산당귀, 족도리풀, 천남성은 그가 먹고, 남은 것들은 마을 사람들에게 주었다. 나물은 돈이다. 마을 할머니들에게 도움을 받은 그가 그 은혜를 갚는 길은 현금이나 다름없는 나물을 드리는 것이기 때문이다.

그는 곰배령에서 점봉산을 넘어 한계령까지 다니면서 약초를 캤다. 한계령을 넘어가는 무수한 차량을 볼 때마다 가수 양희은이 부른 '한계령'이란 노래를 흥얼거렸다.

저 산은 내게 우지마라 우지마라 하고
달 아래 젖은 계곡 첩첩산중
저 산은 내게 잊으라 잊어버리라 하고
내 가슴을 쓸어 내리네
아, 그러나 한줄기 바람처럼 살다 가고파
이 산 저 산 눈물 구름 몰고 다니는
떠도는 바람처럼
저 산은 내게 내려가라 내려가라 하네
지친 내 어깨를 떠미네

그가 곰배령에서 초막 생활을 시작한 지도 어느덧 반년이 지났다. 너무 바쁘게 일하느라 자신이 환자인지를 생각할 틈도 없었는데 어느 날 불쑥 자신이 불치병에 걸린 환자였다는 게 생각났다. 간경화는 고칠 수 없다고 의사가 말했는데…. 그러나 야생 동물처럼 하루 종일 곰배령, 점봉산, 한계령을 다녀도 조금도 피곤한 줄 모르는데 무슨 놈의 죽을병 환자란 말인가.

눈이 내리는 10월 중순의 어느 날, 그는 먼저 입원해 있던 병원에 가서 간에 대한 정밀 검사를 받았다. 의사는 그의 모습을 보고 두 번 놀랐다. 한 번은 반년 간 수염과 머리를 기른 산신령 같은 모습에 놀랐고, 또 한 번은 간경화로 식도정맥이 터져 죽을 뻔한 환자였다는 사실에 놀랐다. 의사는 이상한 눈빛을 하더니 입을 열었다.

"간이 정상입니다."

세월이 변했다. TV에 곰배령, 점봉산의 나물과 약초가 여러 번 방영되자, 날마다 관광버스들이 수십 대, 수백 대씩 몰려왔다. 수많은 도시 사람들이 곰배령, 점봉산의 나물과 약초를 뒤졌다. 3년이 지나자, 산에는 나물과 약초의 씨가 말라 버렸다. 살인 메뚜기 떼들이 지나간 것과 같았다. 그나마 산림 유전자원 보호구역 여섯 곳 가운데 곰배령과 점봉산이 포함되어 다행이다. 다 거덜 나기는 했지만….

현대병의 주범은 '3백三白'이다

유산소 걷기와 출장식 호흡

어느 날, 서울 강남의 한 교회에서 장로로 있는 친구가 찾아왔다. 듣기로는 이 교회의 장로직을 맡는 게 국회의원을 하는 것보다 더 어렵다고 한다.

이 친구는 5년 전에 교통사고 덕분에 폐암을 발견한 운 좋은 친구였다. 그는 고속도로에서 운전을 하다 정신을 깜빡 잃고는 차선을 넘어 마주 오던 차와 정면 충돌하는 대형 사고를 당했다. 병원 응급실에 실려 갔는데 그 바람에 종합 검진에서 폐암 3기임을 알게 된 것이다. 암이 바로 정신을 잃게 만든 원인이었다.

그가 몰던 차는 오래된 국산 차였고 상대편 차는 고급 브랜드의 독일 차였다. 그런데 그의 차는 앞만 우그러들고 사람은 다치지 않은 반면, 상대편 차는 형편없이 망가지고 타고 있던 젊은 연인들은 큰 중상을 입었다. 그래서 사람들은 그가 하나님의 은혜를 입었느니, 재수 좋은 사람은 귀신도 별 수 없다느니 하는 말들을 했다. 고급차도

별게 아니고 다 '광고 빨'이라고 하는 사람도 있었다.

아무튼 그는 폐암 수술과 항암 치료, 방사선 치료를 모두 마치고 평소 장만한 평창의 고급 리조트에서 골프를 치며 시간을 보냈다. 그러다가 2년 전부터 어깨가 아프고 불룩해졌다. 어깨에 큰 짐을 지고 일하는 사람처럼 어깨에 굳은살이 생겼다.

다시 폐암이 재발했고 항암제를 투약하고 방사선 치료를 받자 평소 60kg이던 체중이 45kg으로 줄어들었다. 식욕도, 기운도 없고 불면증에 시달렸다. 우울증까지 겹쳤다. 아무리 기도를 해도 집중이 안되고 망상과 잡념이 괴롭혔다. 의사인 아들 내외와 의논한 결과, 체중이 회복되고 식욕이 돌아올 때까지 병원 치료를 잠정 중단하기로 했다. 그래서 나를 찾아온 것이었다.

나는 먼저 가열순환제의 하나인 오수유탕 추출물을 어깨와 등, 겨드랑이에 바르게 했다. 바로 폐와 대응하는 곳에다 바르자, 어깨 통증이 서서히 해소됐다. 통증이 해소되려면 추출물이 암세포의 호흡을 저지해야 한다. 암세포는 젖산 호흡을 하므로 허브 용액이 젖산을 분해하는 능력이 있다는 반증인 것이다. 겨드랑이에는 임파샘이 많다. 이 임파샘에 추출물을 발라 활성화시키자 면역 기능이 올라와서 통증 해소에 도움이 되었다.

그는 하루에 서너 차례씩 용액을 가슴과 등, 겨드랑이에 바르고 천천히 두세 시간씩 출장식 호흡을 하면서 걸었다. 가급적 젖산이 생기지 않도록 유산소 걷기를 했다. 유산소 걷기란 힘들지 않게 노스님이 만행하듯 천천히 걷는 것을 말한다.

젖산은 인체가 에너지를 쓸 때 배출되는 쓰레기로 우리 몸에 여러 가지 질병을 일으키고 해를 준다. 암세포는 바로 이 젖산으로 호흡하고 살아가므로 마치 악당과 악당이 서로 친하게 지내는 모습이다.

자연식 식이요법의 요체

식이요법은 저염식, 저당식으로 했다. 먼저 저염식은 대단히 중요하다. 현대병의 주범이 바로 '3백三白'이고 그 중심에 소금이 있기 때문이다. 여기서 '3백'이란 흰 설탕, 흰 밀가루나 흰쌀, 그리고 흰 소금을 말한다.

물론 이 세 가지는 오랫동안 인류를 먹여 살리고 번성하게 했다. 그러나 이제는 현대인의 건강을 해치는 최대의 적이다. 특히 소금이 현대병의 주범이다. 소금의 나트륨이 문제인데 표백을 한 모양 좋은 미국제 흰색 나트륨은 더 큰 문제다. 천일염은 흰색 나트륨보다 그나마 비교적 낫다.

나는 그에게 함초와 매생이, 파래, 미역 따위를 위주로 한 저염식을 하도록 했다. 천일염, 토판염, 죽염 따위는 모두 90%에 가까운 나트륨이 들어 있지만 함초에는 약 5% 정도의 나트륨이 있을 뿐이다.

사실 소금에는 양날이 있다. 유럽에서는 소금이 귀했던 탓에 황금만큼 귀한 소금이라 했다. 소금이란 글자가 들어 있는 지명 역시 부유한 곳으로 문화 활동의 무대가 되었다. 영화 '사운드 오브 뮤직'의 무대가 되었던 잘츠카머구트, 모차르트가 태어난 잘츠부르크가 그 대표적인 예다.

우리나라에서도 소금이 귀해 '평양 감사보다 소금 장수'라는 말이 생겨났다. 《삼국사기》 고구려 본기에는 소금 장수 을불乙弗이 고구려 왕이 되었다는 기록도 있다. 왕손의 신분이었지만 도망자 신세가 된 을불이 소금을 팔러 여기저기 다니면서 '앉아 있는 영웅보다 돌아다니는 거지가 낫다'는 말처럼 세상 체험을 많이 쌓았는데 이런 체험이 훗날 훌륭한 왕이 되는 밑거름이 된 것이다. 그가 바로 한나라가 설치한 낙랑군과 대방군을 몰아내고 국토를 넓힌 고구려의 15대 미천왕이다.

나는 그에게 당뇨가 있다는 점을 고려하여 설탕 대신 스리랑카 산産인 양질의 육계로 단맛을 내게 했다. 육계는 매운 맛이 나는 약초로 혈당을 혈액 속에 들어가게 하는 기능을 한다. 또 인슐린 분비를 원활하게 하여 당뇨 환자에게 도움이 된다. 당분 섭취가 해로운 암 환자에게도 도움이 된다. 왜냐면 암이 제일 좋아하는 먹이가 바로 당분이기 때문이다.

꿀이나 단 과일도 마찬가지다. 토종꿀, 양봉 꿀, 뉴질랜드의 마누카 꿀, 히말라야의 석청, 올리고당 등도 똑같다. 흔히 사람들은 히말라야의 석청이 좋다고 하지만 그 석청에는 우리가 익숙하지 못한 독초에서 나온 꽃가루, 꿀이 들어 있다. 우리는 이 독성에 해를 입는다. 히말라야의 계곡물을 마셔도 탈이 난다. 그러나 그 지역의 주민들은 우리가 생수 마시듯 해도 아무렇지 않다.

이렇게 자연식, 저염식, 저당식의 식사를 하면서 오수유탕을 복용하고 그 추출물을 꾸준히 발랐더니 일 년 후에는 평소의 체중을 회복할 수 있었다. 또 집 주위에 있는 남한산성, 청계산, 관악산에 올라다닐 수 있는 체력이 되었다. 병원을 찾아 검사를 했더니 담당 의사는 몸에서 암세포가 사라졌다고 했다.

결국 올바른 식사, 올바른 운동, 알맞은 수면이 체중을 정상화시키고 몸에서 암을 사라지게 만든 것이다. 더 중요한 게 있다. 그는 열심히 걸으면서 기도에 집중했다. 기도에 집중하면, 하나님과 내가 일체가 되는 기도를 하면 면역력이 한없이 커진다. 이 기도의 면역력이 일등 공신인 것이다. 이런 상태를 불교에서는 해탈의 경지라 한다.

'종합병원 가족'을 살린 태백산

흔치 않은 '종합병원 가족'

부친은 폐암 말기에 6개월 시한부 인생으로 판정받았고, 모친은 오른쪽 팔과 다리에 마비가 온데다가 구안와사로 눈꺼풀이 움직이지 않는다. 그리고 20대의 아들은 알레르기 비염, 안구 건조증에 만성피로, 소화 불량으로 고생하고 있다면 가히 '종합병원 가족'이라 부를 만하다. 그동안 수많은 환자를 상대했지만 이처럼 한 가족 모두 병마에 시달리는 경우는 흔치 않았다.

먼저 이들의 병력부터 살펴보자. 올해 29세인 아들은 고등학교 때 유망한 축구 선수였다. 졸업 후 프로 축구 팀에 가기로 계약을 했으나 고교 시절의 마지막 가을에 열린 축구시합에서 발목을 다쳐 수술을 했다.

그런데 수술이 잘못되는 바람에 네 번의 재수술로 병원에서 일 년을 보냈다. 수술을 하면서 많은 항생제를 썼고 조금만 과식을 해도 식곤증, 피부 트러블이 생기는 등 후유증이 나타났다. 다치기 전에는 보통 사람의 세 배를 먹고도 즉시 달리기를 할 수 있었지만 이제는 90세의 할머니보다 못한 체력이 되고 말았다. 특히 알레르기 비염이 그를 괴롭혔다. 항생제의 과다 사용은 설사, 알레르기 발진, 간질환 따위의 부작용이 생긴다. 그의 알레르기 비염, 안구 건조증, 저혈압, 저체중, 피로, 소화 불량은 다 항생제 탓이다.

축구 선수로서의 꿈을 포기하고 취직을 했다. 중동 지방에 파견되어 근무하자, 알레르기 비염, 안구 건조증, 피로, 소화 불량 등이 몽땅 사라졌다. 그러나 국내에 들어오자 다시 병이 재발했다.

그의 모친은 10년 전에 심한 스트레스를 받았다. 모시고 사는 시부모와 불화를 겪자 오른쪽 팔과 다리에 마비가 왔다. 그리고 구안와사로 눈꺼풀이 움직이지 않았다. 모친은 틈나는 대로 병원에서 재활 치료를 하면서 구안와사와 중풍에 좋다는 약을 엄청나게 먹었다. 날마다 새벽에 교회에 가서 기도를 했다. 그러나 병세는 전혀 호전되지 않아 지팡이를 짚고 쩔뚝거리면서 다닐 수밖에 없었다.

부친은 5년 전에 폐암 판정을 받고 수십 차례의 항암 치료, 방사선 치료를 받았다. 표적 치료에 희망을 걸기도 했다. 그러나 암세포는 계속 번져 폐암 말기로 6개월 시한부 인생이 되었다. 마지막으로 의사는 방사선 치료를 권했으나 그는 고개를 가로저었다. 세계보건기구가 방사선 피폭, 자동차 배기가스, 담배 따위를 발암 물질 1급으로 분류한다는 신문 기사를 봤기 때문이다.

방사선 방호에 대해 권고하고 자문하는 국제 비영리자문기구인 국제방사선방호위원회*ICRP*는 1년에 쬐는 방사선의 양을 1mSv 이하로 권장하고 있다. CT나 엑스레이는 체르노빌, 후쿠시마 원전 사고 때처럼 방사능이 몸에 축적되어 암을 일으키는 현상은 아니다. 의료 방사선은 몸에 축적되는 게 아니라 통과할 뿐이다.

그러나 피폭 강도가 크고 횟수가 잦으면 유전자가 손상되거나 변이變異를 일으켜 암 발생 확률이 커진다. 예컨대, 어느 부유한 부인이 고급 건강검진을 받아 CT를 두 번 찍었다. 한 달 후, 가벼운 골절 사고로 다시 한 번 CT를 찍었다. 부인이 두 달간 받은 방사능 피폭량은 대략 40mSv로 권장량의 40배가 넘는다.

사혈요법의 위험

부친은 몇 년 전에 아내와 북미 여행을 하면서 겪은 일이 생각났다. 당시 캐나다 퀘벡에서 동해안을 따라 미국 국경에 도착했는데 그곳의 국경 검문소에서는 대형 엑스레이 기계를 설치하고 승객을 태운 대형 버스를 검사했다.

버스가 멈추고 총기를 든 검문소 직원들이 버스 안으로 들어왔다. 그들은 버스에 탄 관광객들에게 총을 겨누면서 한 사람씩 한 사람씩 조사하며 버스에서 내리게 했다. 관광객을 테러범 다루듯 하는 게 마치 테러 영화에 나오는 특공대와 같은 포즈였다.

알고 보니 버스를 검사하던 대형 엑스레이 기계에 다량의 방사능이 검출된 것이었다. 9·11테러를 겪은 미국인들로서는 테러범들이 소형 핵무기를 미국으로 반입할 것을 우려한 조치였다. 많은 시간을 테러범 취급을 받으며 보냈지만 방사능의 진상은 별 것 아니었다. 버스에 탄 관광객 중에 거의 죽어 가는 나이 든 할머니가 있었는데 암에 걸린 그 할머니는 퀘벡에서 방사선 치료를 받고 미국으로 가는 길에 관광버스를 얻어 탄 것이었다.

아무튼 병원을 나선 부친은 다시는 암세포를 키우는 얼빠진 치료를 받지 않기로 했다. 그리고 주위의 권유로 사혈요법을 시도했다.

그러나 가뜩이나 기운이 없는데 피를 뽑으니 죽을 것 같아 중단했다. 다 죽어 가는 환자에게 사혈은 당연히 좋지 않다.

사례를 들어보자. 합리주의 철학의 시조인 데카르트는 스웨덴 여왕 크리스티나의 가정교사를 하다가 감기에 걸렸다. 감기가 폐렴이 되고 병세가 악화되자 여왕은 스웨덴 최고를 자랑하는 의료진을 보냈다. 의사들은 데카르트에게 사혈 치료를 했지만 병세는 전혀 호전되지 않아 결국 54세를 일기로 일생을 마쳤다.

몸에 있는 독소를 빼내는 사혈요법은 2000년 전부터 고대 로마나 중국 등에서 시행되어 왔지만 중세 유럽에서 전성기를 맞았다. 당시에는 일정한 양의 피를 뽑는 것이 건강법이었다. 몸에 상처를 내고 기구를 써서 공기압으로 피를 뺐지만 오늘날에는 사혈침으로 환부에 상처를 만든 후 부항을 대고 공기펌프로 피를 뽑는다.

당시 피 뽑기는 주로 목욕탕에서 했는데 손님의 머리나 수염을 손질하는 이용사가 했다. 이때 손님은 긴 몽둥이를 꽉 잡게 하고 피를 뺀 후 붕대를 감았다. 그리고 피 뽑는 장소라는 것을 알리기 위해 빨강, 파랑, 흰색의 원통을 목욕탕 대문 옆에 걸었고 이것이 오늘날 이발소의 상징이 된 것이다. 여기서 빨강은 동맥, 파랑은 정맥, 흰색은 붕대를 의미한다.

부친은 또 친척의 권유로 녹즙과 생식을 먹었다. 그 친척은 27년 전 말기 암이란 판정을 받았으나 녹즙과 생식으로 고쳤다고 했다. 하지만 녹즙과 생식을 먹은 부친은 이틀도 안 되어 복통과 설사로 죽을 뻔했다.

극도로 힘이 없는 사람은 소화 흡수력이 약하고 몸이 차다. 찬 몸에 찬 음식이 들어가면 희미한 촛불에 바람을 불어 촛불을 꺼뜨리는 것과 같다. 허약한 사람은 죽을 수도 있다. 그래서 미국 암센터에서

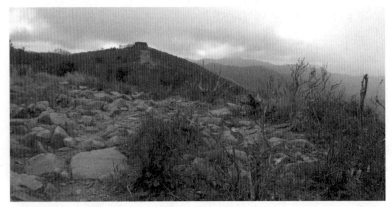

태백산의 정상인 장군봉(해발 1567m). 천제단 주변에는 고산 식물이 많다.

는 일반인들보다 소화 흡수력이 약해 생야채나 생과일을 먹기 힘든
암 환자를 위해 해독 주스를 개발했다. 브로콜리, 당근, 토마토, 양배
추를 끓여 사과와 바나나를 넣고 함께 갈아 만든 걸쭉한 음식이다.
비타민, 무기질 섬유가 많고 항암, 항산화 성분이 많이 들어 있다. 생
야채가 아닌 삶아 갈아 마시는 게 바로 해독 주스의 특징이다.

야채나 과일을 삶거나 끓이면 유익한 성분이 많이 파괴된다. 그러
나 체내 흡수 능력으로 보면 상황이 다르다. 생야채는 5%의 흡수율
밖에 안 되지만 해독 주스는 90%의 흡수율이 있다. 특히 말기 암 환
자는 날 음식이나 찬 음식은 몸에 해롭다. 독이다.

지팡이보다 노르딕 워킹을

나는 이들 가족에게 걸으면서 호흡하는 법을 비롯한 몇 가지를 처
방해 주었다. 우선 그들은 태백산 아래에 있는 민박집을 얻어 반년
남짓 생활하기로 했다. 젊은이는 회사에 반년 간 휴직을 신청했고 모
시고 살던 시부모는 당분간 다른 형제에게 부탁했다.

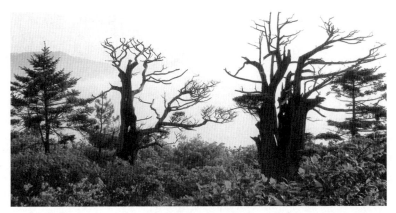

태백산 산정에 있는 주목 군락지.

청년은 출장식 호흡을 하며 산을 다녔다. 한 달이 채 안 되어 알레르기 비염이 없어지고 식욕이 생겼다. 소화 불량, 설사도 사라졌다.

모친에게는 견정산 추출물을 얼굴에 바르도록 했다. 그러자 10년간 깜빡거리지 않던 눈이 움직였고 항상 나무껍질 같았던, 남의 살 같았던 뺨에도 감각이 살아났다.

견정산은 중풍, 구안와사에 쓰는 동의보감 처방이다. 백부자, 백강잠, 전갈을 갈아 분말로 만들어서는 뜨거운 술에 타서 먹는다.

백부자는 부자와 비슷하게 생겼다. 부자의 뿌리는 검은데 이것은

누에가 흰가루병에 걸려 죽은 것을 말린 백강잠(왼쪽)과 독충인 전갈(오른쪽).

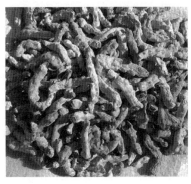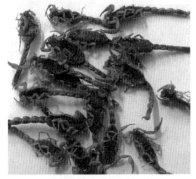

뿌리가 백색을 띠어 백부자라 한다. 전에는 우리나라 산과 들에 백부자가 지천으로 많았으나 이제는 장뇌산삼보다 더 귀해졌다. 그래서 백부자는 멸종위기 야생동식물 2급으로 지정되어 보호를 받고 있다.

백강잠은 누에나방의 애벌레가 흰가루병에 걸려 죽은 것을 말린 것으로 풍병에 많이 이용했다. 지금은 비아그라와 경쟁하는 남자의 약재로 이름이 나 있다. 전갈은 풍담과 구안와사에 쓰는 독충이다.

그런데 견정산을 아무리 먹어도 낫지 않는 사람들이 많다. 이때는 견정산 재료인 백부자, 백강잠, 전갈의 분말을 올리브기름에 몇 달간 담아 놓고 자주 저어 우려낸 기름 추출액을 얼굴에 바르면 효과가 크다. 견정산은 먹기보다 그 추출물을 환부에 바르는 게 환자에게 도움이 된다.

모친은 지팡이를 짚고 걷는 대신 노르딕 워킹을 했다. 지팡이를 짚고 한쪽 다리로만 걸으면 마비된 다리와 팔의 근육은 더 오므라들고 혈액 순환이 안 된다. 점점 더 퇴화할 뿐이다. 반면에 노르딕 워킹은 불편한 쪽의 팔과 다리에 힘을 줘서 건강한 팔과 다리가 되도록

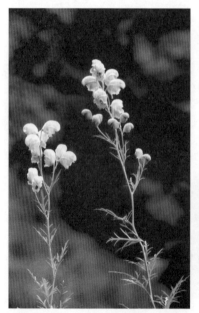
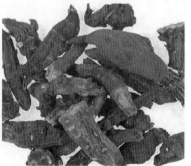

연노란색 꽃이 피어 노란돌쩌귀라고도 하는 백부자
(왼쪽). 그 뿌리를 말려 약재로 쓴다(오른쪽).

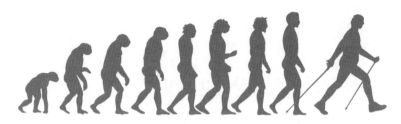

노르딕 워킹은 700만 년 전에 우리 조상들이 걸었던 걸음에 가장 근접한 걸음이다.

재활을 돕는다.

노르딕 워킹은 핀란드 크로스컨트리 선수들이 눈이 없는 여름철에 연습하려고 만든 운동에서 시작되었다. 두 개의 노르딕 폴로 걷는데 상체에 30~40%의 힘을 줘서 상체운동을 하며, 약한 다리에 힘을 기르게 해 준다. 700만 년 전, 침팬지처럼 네 발로 걸었던 우리 조상들이 걸었던 걸음에 가장 근접한 걸음이라고 할 수 있다.

한편 부친은 미국 암센터가 개발한 해독 주스에 태백산 근처에서 나오는 약초나 산나물을 섞어 먹었다. 미국 암센터의 처방만으로는 부족한 게 많고 곧 싫증이 나기 때문이다.

무엇보다도 그는 죽을 고비를 넘기며 암을 이기는 방법을 터득했다. 잘 먹고 잘 걷고 잘 자는 게 암을 이기는 비방임을 깨닫기까지 무척 많은 수업료를 지불한 셈이다. 그의 몸에 있는 암세포가 더 이상 공포의 대상이 되지 않자 눈에 띄게 건강을 회복할 수 있었다.

프랑스의 수학자 파스칼이 말했다.

"죽음보다 확실한 것은 없고 죽음의 시기보다 불확실한 것은 없다."

삶의 길은 무수히 많다. 죽음의 길도 무수히 많다. 어느 길로 가느냐는 각자의 선택이다.

소아당뇨 남편, 대상포진 부인

어느 날, 40대의 부부가 찾아왔다. 첫눈에 보기에도 남자는 너무 말랐고 여자는 너무 뚱뚱했다. 말하자면 남편은 뼈와 가죽만 남아 있어 아우슈비츠 수용소에서 사진으로 봤던, 굶어 죽기 직전의 유대인 모습과 흡사했고 부인은 살이 찐 게 아니라 물에 불린 풀빵처럼 부어 있었다.

너무 마른 남편, 너무 살찐 부인

두 사람은 2년 전부터 몸이 급격하게 나빠지기 시작했다고 한다. 물리학 박사인 남편은 어릴 때부터 소아당뇨, 제1당뇨로 고생하면서 컸는데 나이가 들면서 고지혈증, 고혈압이 생겼고, 8년 전부터는 몸이 굳어져 부인이 하루 30분씩 마사지를 해야만 했다고 한다. 그러다가 2년 전부터 한쪽 눈을 실명하고 신부전증으로 투석 직전이 되었다는 것이다. 하도 몸이 아파서 1년 전부터 직장인 연구소를 휴직하고 집에서 요양하고 있다고 했다.

남편보다 세 살 아래인 부인은 초등학교 교사였다. 남편과 마찬가지로 2년 전 극심한 스트레스를 받자, 머리 정수리에 대상포진이 생겼고 머리에서 얼굴로 내려왔다는 것이다.

대상포진은 수두 바이러스가 스트레스 따위로 면역력이 떨어질 때 생기는데 정수리에 생긴 바이러스가 뇌에 침투하면 치명적인 상황이 발생할 수 있다. 부인의 대상포진은 머리에서 얼굴로 내려오는 바람에 보기 흉한 것도 고민이지만 통증이 더 문제였다. 병원에 가서 치료를 해도 고통은 더 심해졌다.

게다가 스트레스는 생리 불통까지 불러왔다. 석 달 만에 체중이 20kg 남짓 늘었다. 체중이 갑자기 늘어나자, 퇴행성관절염으로 걷기가 힘들었고 경추 3·4번, 요추 4·5번에 디스크 증세가 왔다. 남편에게 마사지를 하도 오래 하다 보니 어깨가 돌처럼 딱딱하게 굳어 있었던 것이다.

두 사람이 겪은 스트레스는 다름 아닌 집안의 재산 다툼이었다. 외아들인 남편과 부인은 그동안 부모님을 모시고 살았는데 7년 전 모친이 중풍으로 쓰러지면서 집안에 우환이 닥쳤다. 2년 전부터 부친의 치매 증상이 심하게 오자, 내외는 두 노인의 대소변을 받아 내고 식사, 목욕 따위의 수발을 드느라 자기 몸을 돌볼 겨를이 없었다.

게다가 부친이 치매를 앓자 비둘기처럼 착하던 두 명의 누나들이 독수리로 변했다. 초등학교 교사들이었지만 선생님이란 이름에 어울리지 않는 짓을 한 것이다.

누이들은 한통속이 되어 남동생인 오 박사가 예전에 부친에게 상속받은 재산을 달라고 윽박질렀다. 무조건 재산 포기 동의서에 도장을 찍으라고 막무가내로 괴롭혔다. 간혹 정신이 돌아오는 부친은 눈물만 흘렸고 모친은 눈물 흘릴 기력도 없었다고 한다.

다툼은 법정으로까지 번져 누이들은 1억 원의 수임료를 받는 변호사를 선임했고, 오 박사는 그들의 10% 수준인 1천만 원 수임료의 변호사에게 사건을 맡겼다. 재판이 진행되면서 오 박사는 병이 도져 한쪽 눈이 실명하고 신부전증으로 투석 치료를 받아야 한다는 진단까지 받았다. 부인 역시 대상포진이 생기고 생리가 막히면서 체중이 크게 늘어난 것이었다.

결국 부모님은 돌아가셨다. 한마디로 다 돈 때문이었다. 재벌 집안치고 자식들이 재산 싸움을 안 벌이는 데가 드물다. 왕권이나 권력, 큰 재물이 코앞에 있으면 부모나 형제자매를 가리지 않고 서로 죽이고 죽고 한다. 지구상에 이렇게 너절하게 구는 동물은 없다. 이 엉망진창의 이전투구에서 이긴 놈은 영웅호걸이 되고 역사의 주인이 된다. 인간이 오랫동안 살아온 모습이다.

일반적으로 민사재판은 변호사 수임료로 결정되는 수가 많다. 결국 오 박사는 판사의 화해 조정으로 절반의 재산을 누이에게 주기로 하고 재산 싸움을 마무리 지었다. 재산을 빨리 처분하느라고 반값에 팔았더니 남은 것이라곤 부모님 영정과 병든 부부뿐이었다.

나는 오 박사에게 당뇨를 고치면서 신장 기능을 살리는 게 급선무라고 말했다. 망막박리로 생긴 실명은 회복 불능이다. 당뇨로 오는 망막박리는 줄기세포 치료를 기다리는 것 외에는 현대 의술로서 할 게 없다. 부인에게는 생리가 통하고 부종이 빠지는 처방을 하면 손쉽게 좋아질 것이라고 했다.

통귀리를 위주로 한 식이요법

우선 오 박사에게는 육계, 생강차를 수시로 마시면서 식사할 때마다 먼저 양파를 먹도록 했다. 이때 양파를 통째로 전자레인지에 넣고 2분간 익힌다. 날 것을 먹는 게 제일 좋지만 오 박사처럼 몸이 차거나 소화력이 약한 사람은 오히려 손해다. 충분히 익힌 양파는 맛이 달고 소화에도 도움이 된다. 양파를 통째로 먹든, 절반을 먹든, 4분의 1을 먹든 입맛대로 먹으면 된다.

식사는 통귀리를 절반 이상 넣고 현미, 통밀, 흰 강낭콩, 다시마, 표고, 마, 우엉, 연근을 넣어 밥을 짓도록 했다. 이 밥을 인절미 크기로 포장을 한 후 냉동 칸에 저장했다가 먹을 때마다 전자레인지에 넣어 따뜻하게 해서 먹도록 했다. 말하자면 오 박사식 햇반인 셈이다. 그리고 채소도 익히고 과일도 익힌 것을 먹도록 했다. 다만 사과는 절반, 바나나는 4분의 1 이하로 먹도록 했다. 심한 당뇨 환자가 바나나 한 개를 한꺼번에 먹는 것은 당분이 많아 몸에 해롭다.

통귀리는 혈당 수치를 조절하고 심혈관에 도움이 되는 식품이다. 미국 식품의약국은 귀리에 많이 들어 있는 베타크로칸(식이섬유의 일종)이 심장에 도움이 된다는 기능성 표시를 해도 좋다고 했다. 또 미국 타임지가 선정한 세계 10대 장수 식품에 귀리가 포함된다.

참고로 영국의 시인이자 비평가이며 사전 편찬자인 새뮤얼 존슨은 1755년 출판한 《영어사전》에서 '귀리는 스코틀랜드에선 사람이 먹고, 잉글랜드에선 말의 사료로 쓴다'고 기술했다. 그러자 스코틀랜드 사람들은 '잉글랜드는 훌륭한 종마로 유명한 나라이고 스코틀랜드는 훌륭한 사람들로 유명한 나라이다'라고 반박했다. 그런가 하면 로마인들은 귀리를 뿌리째 뽑아 없애자고 하면서 귀리를 먹는 게르만족을 혐오했다. 2014년 열렸던 브라질 월드컵에 참가한 미국 국가대표 팀의 식사를 보면 귀리를 납작하게 한 오트밀, 유기농 채소, 스테이크가 식단의 기본 요리였다.

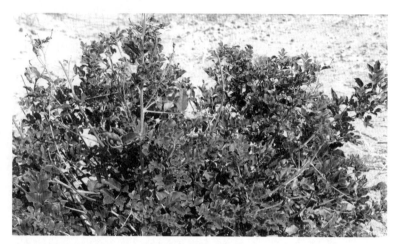
콩과의 여러해살이풀인 감초. 그 뿌리와 뿌리줄기를 약재로 쓴다.

나는 오 박사에게 통귀리를 위주로 한 식사를 하면서 모든 채소는 익혀 먹도록 했다. 그리고 잘 걷지 못하는 내외에게 노르딕 워킹으로 천천히 걷도록 했다. 햇볕이 보약이란 점에서 낮에 한두 시간씩 걷도록 했다.

무엇보다도 오 박사는 누나들 때문에 자다가도 깜짝깜짝 놀라 깨곤 했다. 이렇게 심장이 약한 사람에게는 동의보감에 있는 감맥대조탕甘麥大棗湯이 도움이 된다. 감맥대조탕은 신경 쇠약, 우울증에도 도움이 되는데 처방은 감초 5g, 소맥 6g, 대추 20g이다. 하지만 오 박사에게는 이런 처방이 오히려 독이 된다. 왜냐면 감초는 설탕보다 수십 배나 단맛이 있고 대추도 달다. 그리고 암세포의 제일 큰 먹이가 당분이다.

미국 식품의약국도 감초가 간에 해로운 허브임을 공식적으로 인정하고 있다. 그런데 '약방에 감초'라는 말이 있듯이 모든 한약에는 거의 다 감초가 들어간다. 따라서 간이 약한 사람이나 당뇨 환자, 암 환자는 자기가 먹는 한약에 감초가 들어 있는지를 꼼꼼히 살펴볼 필요가 있다.

위에서 언급했듯이, 부인에게는 생리가 통하고 부종이 빠지는 처방을 하자, 불과 두 달이 안 되어 정상 체중이 되었다. 그래도 부부는 같이 노르딕 워킹을 하고 귀리를 주식으로 하는 식사를 계속했다.

일 년이 지나고 오 박사는 건강한 남자로 직장에 복귀했다. 그동안 귀리를 많이 먹어서 그런지 두 사람은 말처럼 튼튼해졌다. 이제는 말처럼 부부 관계를 하게 되었다고 한다. 부부관계에서 첫째가 물개이고, 둘째가 말이라는 사실을 잊지 말자.

백혈병 앓는 79세 노인의 디스크, 수술할 것인가

의사의 말을 무시할 수도 없는데

노화는 병이 아니다. … 나이 들어 생기는 증상은 질병이 아니다. 병이 아니니까 '증'자를 붙이면 안 된다. 고혈압은 '증'이 아니다. 고혈압 상태는 나이와 더불어 생기니 병이 아니다. 고혈압증, 고지혈증, 골다공증처럼 나이 들면 생기는 증상에 '증'을 붙여 약을 먹는다고 젊은 시절로 가는 게 아니다. 사람은 다 죽는다. 이 사실을 받아들이지 않으면 쓸데없는 약을 먹으며 고생한다.

위의 글은 일본의 의료사회학자 이노우에 요시야스가 펴낸 《건강의 배신》이란 책의 한 대목이다.

노화 현상의 대표적인 증상이 바로 암이다. 그런데 이것을 고치려고 약을 쓰다가는 엄청난 고통을 겪다가 죽고 만다. 엄청난 고문에 시달리다가 죽는다고 보는 게 더 맞다. 이 간단한 이치를 일찍 깨달은 노인이 있었다.

몇 달 전, 허리가 새우처럼 굽은 노인이 찾아왔다. 경기도 화성에서 농사를 짓고 있는 올해 79세의 노인이다. 허리가 몹시 아픈데도 얼굴 표정은 무척 밝았다. 태평한 모습이었다.

노인을 모시고 온 아들의 말로는 지난 연말에 감기, 몸살이 심하게 와서 폐렴이란 진단을 받고 치료하던 중 혈소판 수치가 엄청 낮았다고 했다. 그래서 골수 검사를 받았는데 '골수이형성증후군'이란 평소 듣지도 보지도 못한 병명이 나왔다는 것이다. 이 병은 혈액 암의 일종으로 혈소판이나 혈액에서 암세포가 살고 있는 불치병이다. 이때부터 노인은 매주 한 번씩 혈액 수혈을 받았다.

그런데 폐렴이 완치될 무렵, 하도 허리가 아파 병원을 찾았더니 디스크라는 진단을 내리면서 수술해야 한다고 했다. 골수이형성증후군으로 매주 혈액 수혈을 받는 팔십 노인에게 수술을 받으라니….

"의사 말이 말도 안 되는 건 알지만 환자가 의사의 말을 무시할 수도 없으니 어쩌지요?"

아들은 부친에게 골수이형성증후군이니, 디스크 수술이니 하는 진단은 숨겼다. 그래서 노인은 폐렴이 완치되었다는 말에 무척 기뻐했다는 것이다.

노인은 처음 폐렴에 걸렸다는 진단을 받았을 때 크게 불평을 했다. 왜냐면 평소 예방주사라는 예방주사는 모두 빠지지 않고 다 맞았기 때문이다. 노인은 한번 폐렴 예방주사를 맞으면 평생 안 걸린다는 것으로 여기고 있었다. 그러나 폐렴 예방접종 주사는 모든 폐렴균에 대한 예방이 아니고 가장 폐렴을 많이 일으키는 박테리아인 폐렴구균에 대한 예방접종이다. 독감 예방주사 역시 모든 독감에 다 듣는 게 아니다. 가장 독감을 많이 일으키는 바이러스에 대한 예방접종일 뿐이다. 폐렴을 일으키는 것은 균, 바이러스, 곰팡이, 미생물 따위다.

나는 아들에게 허리 통증은 치료할 수 있지만 '골수이형성증후군'은 모른 체해야 한다고 말했다. 왜냐면 그것은 병원의 영역이고 신의 손아귀에 있기 때문이다.

허리가 죽도록 아픈 것은 평생 밭고랑에 엎드려 일한 노인들에게 흔히 일어나는 증상이다. 평생 술 한 잔도 하지 않고 담배도 핀 적이 없는 노인은 그저 노새처럼, 아니 노새보다 더 열심히 일만 했다. 그래서 주위 사람들로부터 "저 노인은 일하는 게 낙이야"라는 소리까지 들었다. 부인도 남편 못지않게 일을 했다. 농한기에는 근처 공장에 취업하기도 했다.

부지런히 일한 덕택에 노인 내외는 슬하의 7남매를 모두 다 공부시키고 한 평도 없던 농토를 만 평 넘게 불렸다. 그런데 10여 년 전부터 불기 시작한 개발 붐이 그의 농토에까지 미쳤고 많은 땅이 토지주택공사에 수용되었다. 노인은 받은 보상비를 9등분 했다. 노인 내외와 7남매로 공평하게 나눈 것이다.

역시 토지주택공사에서 나온 보상비를 받은 노인의 친구가 있었다. 그 친구는 보상금을 아내에게 숨기고 젊고 멋진 여자들과 어울리

유칼립투스나무가 숲을 이루고 있는 호주의 블루마운틴 산악지대.

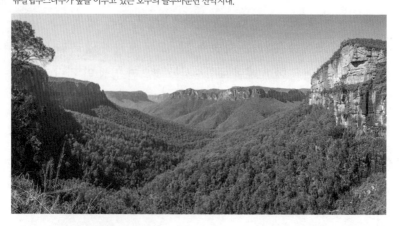

다가 꽃제비에 걸렸다. 물론 그 꽃제비 뒤에는 조폭이 있었다. 결국 65세에 처음으로 호화스런 오입쟁이 흉내를 내다가 그만 보상금을 일 년도 안 되어 모두 날리고 말았다. 농토도, 돈도 없고 가족에게도 버림받는 그 노인 친구는 농약을 마시고 죽었다. 이 사건으로 '돈은 귀신도 미치게 한다'는 말을 가슴 깊이 새긴 노인은 돈을 현명하게 분배한 것이다.

노인은 수용되지 않고 남은 농토에서 하루 종일 일했다. 예전과 조금도 다름이 없었다.

유칼립투스나무와 코나무

2년 전, 자식들이 돈을 모아 부친의 희수喜壽 잔치를 벌이고 비행기 일등석에 태워 호주 시드니로 여행을 보내드렸다. 처음 간 해외여행이었다. 일주일간 시드니의 특급 호텔에 머물면서 현지 가이드를 따라 관광을 했다. 오페라 하우스, 동물원, 블루마운틴 등 유명 관광지를 둘러보았다.

그러나 오페라 하우스는 화성 행궁보다 못했고 동물원은 과천 대공원보다 훨씬 보잘것없었다. 블루마운틴은 설악산과 비교할 수 없을 만큼 초라했다. '이런 너절하게 생긴 것을 보려고 10여 시간을 비행기에서 쪼그리고 있었다니…' 하는 소리가 절로 나왔다.

집으로 돌아온 노인 부부에게 자식들은 봄, 가을마다 여행을 가시라고 권했다. 그러자 노인은 고개를 절레절레 흔들었다.

"재미는커녕 또 그런 여행을 하라고 하면 지옥에 가겠다. 다시는 그런 짓을 하지 마라. 밭머리가 내 놀이터고 휴양지야. 송충이는 솔잎 먹어야 해. 부드럽다고 갈잎을 먹으면 제 명을 다 채우지 못해."

노인은 호주 여행에 거액의 돈이 들어갔다는 말을 듣고는 자식들에게 너무 쉽게 돈을 줬다는 생각이 들었다. 쉽게 돈이 생기면 돈의 가치를 알 수 없는 법이다.

나는 노인에게 가열순환제 추출물을 허리와 서혜부, 회음부, 허벅지 안쪽에 바르게 했다. 그리고 추출물에 유칼립투스 액을 섞어 코와 목에 바르도록 했다. 기운이 없으면 호흡이 어렵고 입으로 숨을 쉬게 된다. 그러면 호흡이 더 힘들어진다. 이런 악순환이 계속되면 기력은 더 떨어진다.

노인은 혼합 추출물을 코와 목에 바른 뒤부터 숨쉬기가 편해지고 머리가 맑아졌다고 했다. 목에는 림프절이 가장 많다. 이곳의 림프절을 보강하면 목 디스크는 물론, 비염, 천식, 두통 따위가 치료된다. 유칼립투스 액은 노인이 시드니로 여행을 갔을 때 블루마운틴에서 사온 것이다. 블루마운틴은 유칼립투스나무로 뒤덮인 산이다. 이 나뭇잎은 지구상에서 가장 느린 코알라의 식량도 되지만 그 농축액을 코에 바르면 비염에 효과가 좋다. 우리나라의 특산물인 유근백피와 맞서는 약효가 있다.

유근백피는 우리 선조들이 보릿고개를 넘길 때 구황작물로 썼던

한방에서는 느릅나무의 나무 껍질을 유백피, 뿌리 껍질을 유근피라 하여 약재로 쓴다.

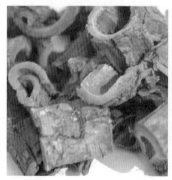
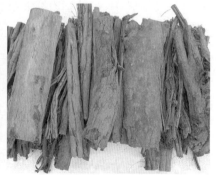

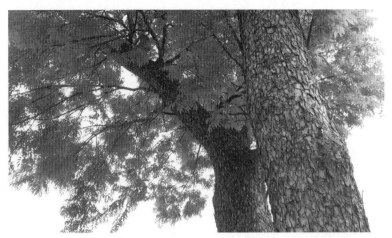
나무 껍질이 흑회색인 느릅나무. 어린 순은 떡을 해 먹고 나무는 가구나 건축 자재로 쓴다.

것이다. 봄철에 쌀은 떨어지고 보리는 채 익지 않았을 때 먹을 만한 탄수화물이 없었다. 이때 서민들은 칡뿌리 따위로 연명을 했는데 보릿고개 때에는 유근백피의 뿌리 껍질과 나무 속껍질을 벗겨 말린 후 절구로 분말이 되도록 빻고 그 분말로 수제비나 떡을 만들었다. 어느 지역에서는 유근백피를 '코나무'라고 부른다. 비염, 축농증에 특효약이다. 또 유근백피를 장복한 지역에서는 장염이나 암 환자가 거의 없다는 기록이 있다.

가열순환제 추출액을 서혜부, 회음부, 허리에 바르고 10여 분이 지나자 노인의 통증이 줄었다. 노인은 허리가 덜 아프자 애처럼 밝은 웃음을 지었다.

노인은 오랜 농사일의 내공으로 하루 두 시간을 걸어도 힘든 줄 몰랐다. 다행히 같이 살고 있는 맏며느리가 열심히 면역력을 활성화하는 식이요법, 허브요법을 시아버지에게 해 드렸다. 여러 달이 지나자 허리 통증도 그럭저럭 견딜 만했다. 백혈병을 가지고 있는 노인은 여느 때처럼 잘 먹고 잘 걸어 다니고 잘 자고 있다.

저체중, 저혈압, 당뇨, 대장암을 한꺼번에 없애다

내 병든 채 가을을 보내려다
문득 일어나 붓을 놀리니
마치 오랫동안 틀어박혀 있던 용이
푸른 하늘에서 벼락을 내리치듯 하네

이 시는 중국 송나라의 유명한 시인 육유陸游가 지은 《검남시고劍南詩稿》에 수록된 시의 한 구절이다. '청천벽력靑天霹靂'이란 사자성어의 어원이기도 하다. 청천벽력이란 말 그대로 '마른하늘에 날벼락이 친다'는 말로 예기치 못한 상황에서 불행을 당한 경우를 말한다.

저혈압, 저체중을 이겨 내려면

정말 마른하늘에 날벼락을 맞은 환자가 나를 찾아온 적이 있었다. 서울에 있는 모 대학의 학장으로 있는 올해 60세의 최 교수다.

어느 날, 배가 몹시 아파서 밤새 앓다가 119구급차에 실려 병원에 갔다. 차안에서 정신을 잃었는데 의식이 돌아왔을 때에는 이미 수술이 끝난 상태였고, 30분만 늦었어도 저 세상으로 갔다는 게 의사의 소견이었다. 대장암이 터져 복막염이 되고 패혈증이 왔던 것이다. 병원에서는 복막염, 패혈증을 치료하면서 대장암 수술까지 모두 끝냈다고 했다.

그녀는 두 달 전에 정밀 검사를 받았을 때에는 키가 165㎝, 체중 45kg로 모두 정상이었다. 암세포도 발견되지 않았다. 그런데 수술을 마친 지금은 당뇨, 저혈압, 저체중으로 음식을 먹기조차 어렵다. 몸무게도 39kg밖에 안 되었다. 항암 치료를 받아야 하는데 체력이 워낙 약한 탓에 권하기 어렵다는 게 담당 의사의 처방이었다.

텍사스대학 교수로 있는 동생이 미국에 와서 치료를 받을 것을 권했다. 그런데 체력이 약한 게 가장 큰 문제였다. 우선 39kg으로 내려간 체중을 최소한 43kg으로 만들어야만 암을 치료할 수 있다.

저혈압 치료는 서양 의학이 손 놓고 구경하는 분야의 하나다. 고혈압보다 훨씬 치료가 어렵다. 저체중도 마찬가지다. 항생제 의학인 현대 의학이 맥을 못 추는 분야이기도 하다. 당뇨병도 당뇨 약만으로는 근본 치료가 안 된다. 그러니 세계 최고의 암 병원이라도 용빼는 재주가 없겠다는 게 그녀의 생각이었다.

내가 그녀에게 해 준 처방은 다음과 같다.

우선 대장암 환자라는 점을 고려하여 당분을 멀리하고 많이 걷도록 했다. 대장암의 먹이가 당분이므로 당분을 가까이하지 말아야 한다. 걸어야 하는 이유는 잡념을 없애고 근육을 키우기 때문이다.

두뇌를 쓰는 일은 다 피했다. 글을 쓰거나 책을 읽는 것, 심지어 공상이나 잡념조차 갖지 않도록 애써야 한다. 이러한 것들은 모두 뇌가 포도당을 많이 써서 근육의 포도당을 소모시킨다. 그 대신, 인기 있는 TV드라마를 보는 게 좋다. 뇌의 에너지를 적게 소모하고 여러 사람과 소통하는 기능이 있기 때문이다.

다음으로 당뇨에 도움이 되는 차와 식사를 택했다. 먼저 계피, 생강차를 마시고 좋아하는 커피를 끊었다. 암 환자는 녹차는 물론 커피도 몸에 좋지 않다. 유배지에서 스트레스와 운동 부족으로 악성 소화불량인 체증滯症을 달고 산 다산 정약용은 친한 스님에게 차를 보내달라는 서신을 보내면서 '차가 해로움이 많은 것은 알고 있지만 체증이 심해 어쩔 수 없이 먹어야 한다'고 했다. 막힌 체증을 뚫고 속이 시원한 것을 찾다가는 정기精氣가 삭고 장기가 망가지게 하는 게 차다. 카페인은 체온이 낮은 사람, 암 환자에게는 해롭다. 커피가 암 예방에 좋다는 임상 결과가 있지만 이는 출산 직후 얼음물을 먹는 서구인들에게 해당되는 것이다.

그녀는 식사는 오트밀 80%, 현미 20% 비율의 밥을 먹었다. 그리고 세 걸음 내쉬고 두 걸음 들이마시는 출장식 호흡을 했다.

육지 고기보다 해산물이 입맛 돋는다

특히 대장의 미생물을 활성화시키는 음식을 골랐다. 흰 강낭콩, 현미, 통밀, 통귀리, 마, 연근, 매생이, 미역, 파래, 다시마로 밥을 지어 백 번씩 씹어 먹었다. 밥을 먹기 전에는 익힌 채소, 사과 반쪽, 바나나 1/10 따위의 비율로 단 과일의 섭취를 제한해 먹고 양파를 전자레인지에 2분간 익힌 후 반의 반을 먹었다. 이러한 식사는 당뇨, 저혈압, 저체중을 개선하고 대장암의 확대를 억제하는 효과가 있다.

이 중에서 매생이나 파래, 미역, 다시마는 저항성 탄수화물로 인체의 미생물에 중요한 먹이가 되고 식이섬유가 풍부하다. 이들은 대장

미생물을 활성화시켜 인체의 면역력을 높이고 암을 예방하고 치료하는데 커다란 역할을 한다. 2200년 전 중국의 진시황이 영생불사를 위해 구한 불로초 명단에도 다시마가 들어 있었다. 당시 중국 내륙 지역인 서안에서 바다풀인 다시마를 구했다는 것은 정말 놀랍다.

다시마는 지구상에 나타난 최초의 풀이다. 또 방사선의 독성이나 농산물의 농약을 해독시키는 기능도 있다. 그래서 1986년 우크라이나 북부에 있는 체르노빌에서 원자력발전소가 폭발한 뒤, 유럽에서는 다시마 품귀 현상이 있었다고 한다.

한편 최 학장은 수시로 장딴지, 발을 마사지하고 공진단 추출물인 가열순환 액을 하루 서너 차례씩 발랐다. 그러자 혈액 순환이 좋아지며 몸의 기능이 살아났다. 한마디로 복막염, 패혈증, 대장암 수술을 순식간에 해치운 그녀는 지옥문을 들어서기 한 걸음 앞에서 멈춘 것이었다.

어느 날 지인들이 흑염소즙, 개소주를 보냈다면서 먹어도 괜찮으냐고 물었다.

"그 속에 감초가 안 들었고 오직 염소, 개만 끓인 것은 식성에 맞으면 조금씩 드세요. 감초는 설탕의 수십 배 단맛이 나니까 조심해야 합니다. 육지 고기는 산성이라 가급적 덜 먹고 바다 것을 드세요. 낙지를 10여 마리 삶으면 그 물이 멍게 맛이 나는데 이게 더 입맛을 도와줍니다."

3개월이 지나자, 그녀는 당뇨, 저혈압, 저체중이 거의 정상이 되었다. 대장암도 더 커지지도 않았고 더 작아지지도 않았다. 담당 의사가 말했다.

"이젠 항암 치료를 해도 되겠네요."

그러나 그녀는 그냥 그대로 살기로 했다.

고도 비만이 대접 받는 사회

뚱보의 역설

만병의 근원으로 알려진 비만이 오히려 마른 체형의 사람보다 장수한다?

2014년 5월 SBS 스페셜의 '비만의 역설'편에서는 비만이 오히려 장수와 건강에 도움이 된다는 연구 결과를 소개하여 많은 사람들의 관심을 모았다. 심근경색으로 중환자실에 입원한 50대의 두 남자가 사례였다. 한 사람은 마른 체형이고, 다른 한 사람은 체중 감량을 권유받을 정도로 뚱뚱한 몸이었다. 하지만 얼마 후 뚱뚱한 남자는 몸 상태가 호전되어 퇴원했고, 마른 체형의 남자는 목숨을 잃고 말았다. 이러한 현상은 병원에서 드물지 않게 관찰되는 일상으로 '비만 패러독스'라 부른다.

그런가 하면 최근 〈네이처〉 등 여러 학술 잡지 및 연구에서도 비만이 건강에 미치는 영향에 대한 연구 결과가 나왔는데 10개국 290만 명을 대상으로 조사한 결과를 보면, 과체중과 비만이 가장 오래 살고 저체중이 가장 빨리 죽는 것으로 나타났다.

내게도 키 160㎝에 체중이 85㎏인 50대 초반의 비만 환자가 찾아온 적이 있었다. 첫인상이 마치 판다곰 같았다. 동행한 부인은 남편이 하루 종일 먹기만 하고 운동은커녕 잘 걷지도 않는다고 하소연했다. 내가 보기에 그녀는 건강의 척도를 뚱뚱한지, 말랐는지로 기준점을 잡고 있었다. 함께 온 마른 북어 체형의 처남 역시 조금이라도 걸어야 하는데 매형은 너무 움직이지 않는다고 한마디를 거들었다.

나는 환자에게 몇 가지를 물었다.

"어디 아파요?"

"아픈 데 없어요."

"고혈압은 없어요?"

"네."

"당뇨는 없나요?"

"네."

"고지혈증은?"

"없대요."

"무릎이나 허리는 안 아파요?"

"네."

"하루 종일 뭘 하지요?"

"일해요. 개인택시를 해요."

그는 20여 년간 거의 쉬지 않고 운전을 했다. 새벽 6시에 나가서 밤 11시에 들어오니 하루 17시간을 운전하는 셈이다. 쉬는 날이 거의 없었다. 아니, 놀 시간이 없었다. 남들이 다 가는 중국 여행은커녕 제주도도 안 갔다. 오십 평생 비행기를 타본 적도 없었다.

가난하게 태어나 가난하게 어린 시절을 보낸 그는 운전이 꿈이었다. 이것만 잘하면 평생 가난은 면할 것으로 확신했다. 그래서 운전을 할 때면 항상 행복했다.

하긴 손님마다 돈을 주니 얼마나 기쁜 일인가. 하루 종일 운전을 하는 것은 하루 종일 돈이 생기는 일이다. 그로서는 하루 종일 기분 좋은 게 운전하는 것 외에는 달리 할 일이 없었던 것이다.

노벨문학상 수상 작가인 미국의 윌리엄 포그너 역시 대표작《음향과 분노》에서 '세상에 일처럼 즐거운 것은 없다. 하루 8시간, 365일을 계속할 수 있는 게 일 외에는 없다. 아무리 맛있는 음식도, 아무리 멋진 섹스도 조금만 하면 물린다'고 적고 있다. 말하자면 그는 윌리엄 포크너의 말보다 더 많은 시간을 일하면서 즐겁게 살아온 것이다.

그는 평생 화를 낸 적도 없고 누구를 욕한 적도 없다고 했다. 왜냐면 하루 종일 즐겁기 때문에 화를 낼 시간도, 누구를 욕할 시간도 없다는 것이다. 화내거나 욕하는 것도 하나의 습관이다.

내가 보기에 그는 고도 비만 외에는 아무런 이상이 없었다. 고도 비만에서 오는 여러 가지 증상 또한 하나도 없었다. 아무리 과체중이라도 전혀 병이 없는 데는 그의 습관이 한몫을 한 것이라 생각된다.

의외로 많은 저체온증 환자들

반대로 동행한 부인과 처남에게는 여러 가지 병이 있었다. 먼저 부인에게는 본인이 앓고 있는 병을 쪽지에 적게 했다. 들여다보니 한마디로 병 백화점이었다.

① 목 디스크 ② 허리 디스크 3, 4번 ③ 산후풍으로 인한 관절염, 골다공증 ④ 위염, 위경련, 장염 ⑤ 찬 음식과 밀가루 제품을 먹으면 가스 차고 소화가 안 된다 ⑥ 식사 시간을 한 시간만 넘겨도 손이 떨

리고 식은땀이 나고 기운이 없다 ⑦ 비염, 알레지 피부, 땀띠에 아침저녁으로 코가 막힌다 ⑧ 상처 나면 반드시 덧나고 날이 더우면 가렵다 ⑨ 15년 전에 한 치질 수술 부위가 달마다 짓물러 아프다 ⑩ 19세 때 뇌진탕으로 한쪽 귀가 안 들리고 폭포 소리가 난다 ⑪ 1995년에 뇌출혈 ⑫ 사소한 일에도 잘 놀란다 ⑬ 방광염에

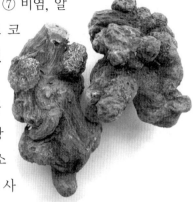

삽주의 새 뿌리는 백출이라는 약재로 쓴다.

소변 줄기가 가늘고 오래 본다 ⑭ 비위가 약하고 우유를 마시면 설사를 한다 ⑮ 보리밥을 먹으면 가스 차고 아랫배가 뻐근하다.

이런 증세를 갖고 있는 사람들이 의외로 많다. 이들의 특징은 대부분 체온이 낮다는 점이다. 정상 체온이 36.5도지만, 이들은 36~35도의 저체온을 가지고 있다.

이럴 때에는 일단 이중탕理中湯을 주제로 몸을 따뜻하게 하는 허브와 따뜻한 음식, 그리고 햇빛 아래 걷기가 필요하다. 이중탕은 인삼, 백출, 건강, 감초 등 네 가지를 배합하여 소화를 돕고 몸을 따뜻하게 하는 처방이다.

처남은 간염, 간경화의 초기 증세가 있고 전립선 치료를 받고 있

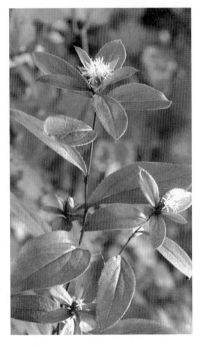

산지의 건조한 곳에서 잘 자라는 삽주의 흰색 꽃.

다고 했다. 알고 보니 산행에 관한 한, 국내 최고수의 한 사람이었다.

날마다 산에 가고 주말에는 높은 산에 갔다. 예컨대, 저녁에 집을 떠나 밤에 한계령에 도착해서는 대청봉에 올라 일출을 맞이하고 설악동으로 내려오는 식이다. 지리산도 마찬가지다. 저녁에 떠나 밤에 중산리에 도착한 뒤, 야간 산행으로 천왕봉에 올라 일출을 보고 다시 중산리로 내려온다.

그런데 산에서 내려오면 반드시 술을 마셨다. 삼겹살에 소주를 마셨다. 숯불에 굽는 삼겹살은 담배 60개비를 피는 거나 마찬가지다. 결국 좋아하는 삼겹살, 소주가 그를 중증 환자로 만든 셈이었다.

몇 년 전, 몇몇 지인들과 함께 네팔을 여행할 때의 일이다. 카트만두에서 에베레스트를 정복하고 내려온 산악인들을 만났다. 5000m에 위치한 베이스캠프 근처에도 못 간 우리 일행은 그들이 무척 부러웠다. 우리는 에베레스트를 최초로 등반한 힐러리 경이 세운 학교가 있는 해발 4000m 높이의 쿰중 마을까지만 갔기 때문이다. 그들은 밤늦도록 술을 마셨다.

다음날 카트만두 공항에서 그들을 다시 만나 같은 비행기에 탔다. 여객기가 이륙한 지 한 시간쯤 되자 기내에 응급 환자가 발생했다면서 의사가 있으면 도와 달라는 방송이 나왔다. 마침 우리 일행 중에 의사가 있었다. 그가 환자에게 응급처치를 해 주고 돌아왔다. 어떤 환자냐고 물었더니 대답이 놀라웠다.

"에베레스트를 정복한 산악인 가운데 한 명이 탈이 난 거야."

"뭔 탈인데?"

"술 많이 먹고 난 탈이야."

두어 달간 에베레스트를 다녀와도 하룻저녁 한 번의 과음에 몸이 엉망이 된 것이다.

운동선수일수록 질병에 약하다

우람한 몸, 강인한 근성과 체력이 있는 일류 운동선수가 질병, 특히 전염병에 약하다는 통계가 있다. 격심한 운동은 인체 조직의 불균형과 면역 기능을 약화시킨다.

인체는 상피조직, 결합지지조직, 신경조직, 근육조직으로 구성되는데 일반인의 경우에는 이 조직의 비율이 1:4:4:1이지만 운동선수는 근육조직의 비율이 높고 결합지지조직의 비율은 낮다. 지방, 근육의 결합조직, 뼈 지지조직 등 결합지지조직 가운데 운동을 하면 지방조직은 감소하지만 격심한 운동은 지방조직뿐만 아니라 면역 기능을 맡고 있는 임파구까지 감소시킨다. 따라서 질병에 대한 저항력이 약해진다.

철인 3종경기인 트라이애슬론 선수의 경우, 혹심한 경기를 끝내고 임파구를 조사한 결과를 보면 과반수의 선수가 평소의 80% 수준으로 감소했다. 특히 바이러스를 공격하는 임파구는 절반 가까이 감소한 것으로 나타났다.

나는 부인과 처남에게 식이요법, 허브 처방을 했다. 특히 처남에게는 간경화, 복수 차는 환자들에게 사용한 인진오령산을 처방하고 천천히 숨이 안 차게 걷도록 했다. 그런데 술, 삼겹살을 끊지 못한 그는 일 년도 못 살고 죽었다.

뚱뚱한 남자에게는 아무런 처방도 하지 않았다. 할 필요가 없었다. 그 대신 한마디 말만 했다.

"존경합니다."

그는 약이 아닌 희망이 필요했다

우리가 날마다 술을 마시는 세상이 된 것은 불과 백 년도 안 된다. 예전에는 설날, 추석날, 잔칫날, 장례식 날 등 경조사에만 술을 마셨다. 식량이 절대적으로 부족한 세상에서 귀한 식량으로 술을 만드는 것은 범죄에 가까운 짓이었던 것이다. 그래서 옛날 사람들은 다 초롱초롱한 눈빛을 갖고 있었다. 그러나 이제는 날마다 술을 마실 수 있는 세상이 되었고, 날마다 술을 마시는 사람이 늘고 있다. 자연히 초롱초롱한 눈빛을 가진 사람을 보기 어렵게 되었다.

술은 한 잔도 독약

술을 날마다 마시는 건 인생을 도려내는 짓이다. 허벅지의 살을 조그만 도려내도 길길이 뛰는 사람들이 술로 인생을 도려내는 데는 태연하다.

"세상에 술 만한 게 없다."

"술을 못 마시면 이미 죽은 거나 같다."

"이름을 날린 문인들은 하나같이 술을 사랑했다."

그들은 이런 개소리만도 못한 소리를 하며 매일같이 술을 마신다. 그러다가 어느 날 뇌혈관이 터진다. 그대로 죽으면 운이 좋은 편이다. 죽지 않고 살아난다면 식물 인간이 되던가, 전신불수 또는 반신불수가 된다. 지옥보다 나쁜 세상을 살아야 한다.

말기 암 환자는 의식이 또렷하고 죽는 날까지 활동하는 사람이 많지만 뇌혈관 질환은 제 마음대로 죽을 수도 없는 최악의 상황, 제일 비참한 상태를 초래한다. 재산, 명예, 지위 따위는 그들과 아무런 관계가 없다. 다 무용지물이다. 개만도 못한 인생을 살면서 모멸과 고통과 치욕 속에 모진 고문을 당하다가 세상과 하직한다. 한마디로 술은 약이 아니고 오로지 독일 뿐이다.

이렇듯 건강에 치명상을 입히는 술로 두 번씩이나 나를 찾아온 간경화, 간암 환자가 있었다. 포항에서 여러 개의 나이트클럽과 많은 고급 술집을 운영하는 60대의 남자였다.

그가 처음 찾아온 것은 산골에서 한약방을 할 때였다. 계속된 과음으로 급성간염을 앓다가 만성간염이 되었고, 마침내 간경화 진단을 받았다고 했다.

어려서부터 공부보다 싸움질에 소질이 있던 그는 남다른 장사 수완으로 포항에서 크게 성공했다. 날마다 지역 유지들과 술을 마셨는데 양주 두세 병이나 소주 대여섯 병을 마셔도 한두 시간을 자고 나면 말짱했다. 아무리 술을 마셔도 속이 쓰리거나 아픈 적이 없었다. 주위에서는 '하늘이 내린 체력'이라고 했다. 주먹질에 고수이고, 술에는 더 고수이고, 여자에는 제왕이었다. 그러나 계속되는 과음에는 끝이 있는 법이다.

나는 그가 미산에서 민박집을 하는 만수네 한옥에 머물면서 부부

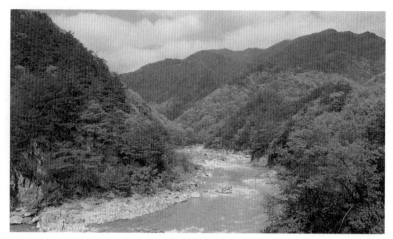
우리나라에서 유일하게 남쪽에서 북쪽으로 흐르는 내린천.

가 함께 요양을 하도록 했다. 당시 상남에서 미산으로 가는 길은 지금과 달리 비포장 흙길이라 걷기가 좋았다. 아름다운 내린천 계곡이 자연 상태를 그대로 보존하고 있었다.

산골에 머물기 시작하면서 그는 자연히 세상 사람들과 멀어졌고 술과도 격리되었다. 돈, 사람, 술, 여자가 인생의 전부였던 사람이 새로운 세상과 맞닥뜨린 것이다.

제일 먼저 찾아온 것은 아내가 해 준 요리였다. 그의 아내는 요리에 일가견이 있었지만 그와 결혼한 후로는 한번도 요리를 한 적이 없었다. 아니, 할 기회가 없었다. 남편은 새벽녘에 술에 취한 채 집에 와서 잠자고는 업소로 출근해서 식사를 해결했던 것이다. 주부는 자기 혼자 먹으려고 요리를 하는 사람은 거의 없다. 결국 미산리 민박 집에서 부인은 오랜만에 남편의 식사를 차렸고 두 사람은 새로운 신혼 생활을 누리면서 지냈다.

몇 달 후, 건강을 회복한 그는 다시 생활인으로 돌아갔다. 그러나 예전 일을 까마득하게 잊어버리고 다시 술과 여자, 주먹, 그리고 지역 유지들과의 술자리에 빠져 들었다.

결국 다시 간경화 진단을 받았다. 원인은 역시 지나친 과음이었다. 두 달 전에 받은 CT검사에서는 암세포가 다섯 군데나 있다는 진단이 내려졌다. 배에 복수가 차고 다리에 부종도 있었다. 게다가 기력이 없어 앉았다 일어나기가 힘들고 현기증, 빈혈로 어지럽기까지 했다. 목 디스크로 오른쪽 팔이 마비되는 느낌마저 있었다. 뱃속과 손, 발은 얼음장이었다. 병원에서는 이뇨제 처방 외에 할 게 없다고 했다.

비쩍 마른 그는 이제 죽을 일만 남은 셈이었다. 그래서 죽기 전에 나를 한번 더 만나고 싶다고 하여 찾아온 것이다. 물론 '혹시나' 하는 마음도 있다고 했다. 기운이 없어 부인과 여동생이 부축하여 왔다.

과학과 예술과 종교의 차이

햇수를 따져 보니 16년 만이었다. 우리는 반갑게 악수를 했지만 반가움 속에 무거움이 있었다. 단도직입적으로 물었다.

"복수가 심해 주사기로 복수를 뺐나요?"

"아니요."

"식도정맥 출혈이 있어 응급실에 실려 간 적이 있나요?"

"아니요."

"고기나 콩나물 같은 단백질을 먹으면 간성혼수가 오나요?"

"아니오."

복수가 심하면 이뇨제가 듣지 않아 주사기로 복수를 빼야 한다. 간경화가 심하면 식도정맥 출혈이 자주 생긴다. 그리고 두부나 콩나물 같은 식물성 단백질을 먹어도 간성혼수가 온다.

"내가 아는 노인은 간경화, 간암 말기 환자인데 주사기로 복수를 빼고 식도정맥 출혈로 여러 번 응급실에 실려 가곤 했어요. 간성혼수가 와서 식물성 단백질도 겁나서 못 먹던 노인이었지요. 하지만 10여 년째 지금까지 살고 있어요."

아직 이뇨제로 복수를 없애고 식도정맥 출혈도, 간성혼수도 없는 환자라면 이 노인에 비해 희망이 절망보다 훨씬 많다.

인간의 역사는 무수한 기적의 연속이다. 이 기적이 역사를 엮어 내는 토대다. 기적이 없으면 역사도 없다. 과학적으로 99% 죽을 사람, 그리고 불치병, 난치병 환자는 상식적으로 볼 때 회생될 수 없는 죽은 목숨이다. 그러나 우리 역사의 바다에는 무수한 기적이 눈에 띈다. 자기 병을 최후의 상태로 보느냐, 희망이 있느냐로 보는 것은 환자가 선택할 사항이다.

'과학과 예술과 종교의 차이는 무엇인가. 설명할 수 있는 것을 설명하는 게 과학이고, 설명할 수 없는 것을 설명하는 게 예술이다. 종교란 설명해서는 안 되는 것을 설명하려는 것이다.'

어느 독일 철학자의 말이다. 이런 말도 있다.

'과학은 이해를 시키는 것에, 예술은 감동을 주는 것에, 그리고 종교는 초월적 믿음에 바탕을 둔다.'

인간은 과학과 예술과 종교의 집합체다. 따라서 불치병은 과학적인 설명만으로, 예술적인 감동만으로, 종교적인 믿음만으로 해결되는 게 아니다. 이 세 가지가 서로 조화를 이룰 때 기적이 다가온다. 불치병을 비방 약이나 단순히 과학적인 의술만으로 접근한다면 99% 실패다.

그는 희망을 가슴에 품고 고향으로 돌아갔다. 그에게 필요한 것은 약이 아니라 희망이었다.

방태산 화타 선생의 신토불이 건강철학

누우면 죽고 걸으면 산다 4

2015년 4월 20일 제1쇄 발행
2021년 4월 1일 제4쇄 발행
지은이 | 김영길
펴낸이 | 김성호
펴낸곳 | 도서출판 사람과 사람
등록 | 1991. 5. 29 제1-1224
주소 | 03965 서울 마포구 월드컵로 32길 52-7(101호)
전화 | (02) 335 - 3905 | 팩스 (02) 335 - 3919
ⓒ 김영길, 2015 Printed in Korea
이 책의 무단 전재 및 복제를 금합니다.

ISBN 978-89-85541-95-4 03510
        978-89-85541-77-3 (세트)